Medizinische Informatik und Statistik

Band 1: Medizinische Informatik 1975. Frühjahrstagung des Fachbereiches Informatik der GMDS. Herausgegeben von P. L. Reichertz. VII, 277 Seiten. 1976.

Band 2: Alternativen medizinischer Datenverarbeitung. Fachtagung München-Großhadern 1976. Herausgegeben von H. K. Selbmann, K. Überla und R. Greiller. VI, 175 Seiten. 1976.

Band 3: Informatics and Medecine. An Advanced Course. Edited by P. L. Reichertz and G. Goos. VIII, 712 pages. 1977.

Band 4: Klartextverarbeitung. Frühjahrstagung, Gießen, 1977. Herausgegeben von F. Wingert. V, 161 Seiten. 1978.

Band 5: N. Wermuth, Zusammenhangsanalysen Medizinischer Daten. XII, 115 Seiten. 1978.

Band 6: U. Ranft, Zur Mechanik und Regelung des Herzkreislaufsystems. Ein digitales Simulationsmodell. XV, 192 Seiten. 1978.

Band 7: Langzeitstudien über Nebenwirkungen Kontrazeption – Stand und Planung. Symposium der Studiengruppe „Nebenwirkungen oraler Kontrazeptiva – Entwicklungsphase", München 1977. Herausgegeben von U. Kellhammer. VI, 254 Seiten. 1978.

Band 8: Simulationsmethoden in der Medizin und Biologie. Workshop, Hannover, 1977. Herausgegeben von B. Schneider und U. Ranft. XI, 496 Seiten. 1978.

Band 9: 15 Jahre Medizinische Statistik und Dokumentation. Herausgegeben von H.-J. Lange, J. Michaelis und K. Überla. VI, 205 Seiten. 1978.

Band 10: Perspektiven der Gesundheitssystemforschung. Frühjahrstagung, Wuppertal, 1978. Herausgegeben von W. van Eimeren. V, 171 Seiten. 1978.

Band 11: U. Feldmann, Wachstumskinetik. Mathematische Modelle und Methoden zur Analyse altersabhängiger populationskinetischer Prozesse. VIII, 137 Seiten. 1979.

Band 12: Juristische Probleme der Datenverarbeitung in der Medizin. GMDS/GRVI Datenschutz-Workshop 1979. Herausgegeben von W. Kilian und A. J. Porth. VIII, 167 Seiten. 1979.

Band 13: S. Biefang, W. Köpcke und M. A. Schreiber, Manual für die Planung und Durchführung von Therapiestudien. IV, 92 Seiten. 1979.

Band 14: Datenpräsentation. Frühjahrstagung, Heidelberg 1979. Herausgegeben von J. R. Möhr und C. O. Köhler. XVI, 318 Seiten. 1979.

Band 15: Probleme einer systematischen Früherkennung. 6. Frühjahrstagung, Heidelberg 1979. Herausgegeben von W. van Eimeren und A. Neiß. VI, 176 Seiten, 1979.

Band 16: Informationsverarbeitung in der Medizin -Wege und Irrwege-. Herausgegeben von C. Th. Ehlers und R. Klar. XI, 796 Seiten. 1979.

Band 17: Biometrie – heute und morgen. Interregionales Biometrisches Kolloquium 1980. Herausgegeben von W. Köpcke und K. Überla. X, 369 Seiten. 1980.

Band 18: R.-J. Fischer, Automatische Schreibfehlerkorrektur in Texten. Anwendung auf ein medizinisches Lexikon. X, 89 Seiten. 1980.

Band 19: H. J. Rath, Peristaltische Strömungen. VIII, 119 Seiten. 1980.

Band 20: Robuste Verfahren. 25. Biometrisches Kolloquium der Deutschen Region der Internationalen Biometrischen Gesellschaft, Bad Nauheim, März 1979. Herausgegeben von H. Nowak und R. Zentgraf. V, 121 Seiten. 1980.

Band 21: Betriebsärztliche Informationssysteme. Frühjahrstagung, München, 1980. Herausgegeben von J. R. Möhr und C. O. Köhler. (vergriffen)

Band 22: Modelle in der Medizin. Theorie und Praxis. Herausgegeben von H. J. Jesdinsky und V. Weidtman. XIX, 786 Seiten. 1980.

Band 23: Th. Kriedel, Effizienzanalysen von Gesundheitsprojekten. Diskussion und Anwendung auf Epilepsieambulanzen. XI, 287 Seiten. 1980.

Band 24: G. K. Wolf, Klinische Forschung mittels verteilungsunabhängiger Methoden. X, 141 Seiten. 1980.

Band 25: Ausbildung in Medizinischer Dokumentation, Statistik und Datenverarbeitung. Herausgegeben von W. Gaus. X, 122 Seiten. 1981.

Band 26: Explorative Datenanalyse. Frühjahrstagung, München, 1980. Herausgegeben von N. Victor, W. Lehmacher und W. van Eimeren. V, 211 Seiten. 1980.

Band 27: Systeme und Signalverarbeitung in der Nuklearmedizin. Frühjahrstagung, München, März 1980. Proceedings. Herausgegeben von S. J. Pöppl und D. P. Pretschner. IX, 317 Seiten. 1981.

Band 28: Nachsorge und Krankheitsverlaufsanalyse. 25. Jahrestagung der GMDS, Erlangen, September 1980. Herausgegeben von L. Horbach und C. Duhme. XII, 697 Seiten. 1981.

Band 29: Datenquellen für Sozialmedizin und Epidemiologie. Herausgegeben von R. Brennecke, E. Greiser, H. A. Paul und E. Schach. VIII, 277 Seiten. 1981.

Band 30: D. Möller, Ein geschlossenes nichtlineares Modell zur Simulation des Kurzzeitverhaltens des Kreislaufsystems und seine Anwendung zur Identifikation. XV, 225 Seiten. 1981.

Band 31: Qualitätssicherung in der Medizin. Probleme und Lösungsansätze. GMDS-Frühjahrstagung, Tübingen, 1981. Herausgegeben von H. K. Selbmann, F. W. Schwartz und W. van Eimeren. VII, 199 Seiten. 1981.

Band 32: Otto Richter, Mathematische Modelle für die klinische Forschung: enzymatische und pharmakokinetische Prozesse. IX, 196 Seiten. 1981.

Medizinische Informatik und Statistik

Herausgeber: S. Koller, P. L. Reichertz und K. Überla

32

Otto Richter

Mathematische Modelle für die klinische Forschung: enzymatische und pharmakokinetische Prozesse

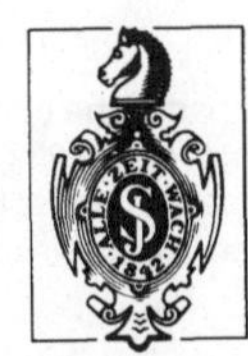

Springer-Verlag
Berlin Heidelberg New York 1982

Reihenherausgeber

S. Koller P. L. Reichertz K. Überla

Mitherausgeber

J. Anderson G. Goos F. Gremy H.-J. Jesdinsky H.-J. Lange
B. Schneider G. Segmüller G. Wagner

Bandherausgeber

Otto Richter
Institut für Medizinische Statistik und Biomathematik
der Universität Düsseldorf
Moorenstraße 5, 4000 Düsseldorf 1

ISBN13: 978-3-540-11175-7 e-ISBN13: 978-3-642-81752-6
DOI: 10.1007/978-3-642-81752-6

2145/3140 – 5 4 3 2 1 0

Vorwort

Die Entwicklung mathematischer Modelle auf dem Gebiet der Medizin ist nicht möglich ohne eine ständige Diskussion und Zusammenarbeit mit Medizinern, die einerseits die notwendigen Daten liefern und andererseits die physiologischen und biologischen Modellansätze mitentwickeln.
Anders als in der reinen Mathematik kommt eine sinnvolle anwendungsbezogene Biomathematik ohne das Wissen und die Erfahrungen von Praktikern nicht aus.
Die in der vorliegenden Arbeit vorgestellten mathematischen Modelle physiologischer und biochemischer Prozesse wurden in Zusammenarbeit mit Medizinern entwickelt.
Die Modelle im Bereich der Gerinnungsphysiologie entstanden in Zusammenarbeit mit P.D. Dr. med. E. Jacobi, Frau Dr. G. Bremer, Medizinische Klinik und Poliklinik C, P.D. Dr. med. H. Trobisch, Institut für Blutgerinnungswesen und Transfusionsmedizin; die Modelle aus dem Bereich der Pharmakokinetik wurden zusammen mit Prof. Dr. med. D. Reinhardt, Kinderklinik, erarbeitet.
Herrn Prof. Dr. H. Klinger vom Institut für Mathematische Statistik möchte ich für viele Diskussionen danken, ebenso Herrn Dipl. Math. D. Hafner vom Institut für Pharmakologie.
Herrn Dr. O. Althabe danke ich für die freundliche Überlassung seiner Daten. Frau G. Horst danke ich für die Anfertigung der Zeichnungen.

Die vorliegende Arbeit wurde im Jahre 1980 der Medizinischen Fakultät der Universität Düsseldorf als Habilitationsschrift für das Fach Biomathematik vorgelegt.

Inhaltsverzeichnis

1. Einführung in die Problematik

1.1 Mathematische Modelle in der Medizin

Niemand wird behaupten wollen, man könne einen Organismus oder sogar den Menschen mit seinen komplexen physiologischen und psychischen Funktionen vollständig durch mathematische Gleichungen darstellen. Selbst wenn man davon ausgeht, daß die Weiterentwicklung der Computertechnik Instrumente zur numerischen Lösung beliebig komplizierter mathematischer Gleichungen bereitstellt, so wird es immer Bereiche geben, die sich prinzipiell einer mathematischen Formulierung und Behandlung entziehen.

Andererseits hat die Analyse von Organismen auf der Ebene der Physiologie und Biochemie gezeigt, daß Teilbereiche existieren, die sich auf der Grundlage naturwissenschaftlicher Gesetzmäßigkeiten interpretieren lassen. Diese Bereiche liefern quantitative Daten und sind somit der mathematischen Analyse zugänglich.

Die Interpretation solcher Daten vollzieht sich anhand von M o d e l l e n auf verschiedenen Ebenen der Abstraktion. Zunächst werden auf rein verbaler Ebene Vorstellungen über komplexe Zusammenhänge - Regel- und Wirkungsmechanismen im Organismus - entwickelt. Diese verbal formulierten Denkmodelle s i m u l i e r e n bereits das Verhalten des Organismus, wenn auch noch in unvollständiger Weise. Sie erlauben das intuitive Erfassen quantitativer Zusammenhänge, wobei implizit mathematische Schlußweisen angewendet werden.

Ihre Anwendung ist begrenzt, da sie kaum Voraussagen machen können, sich nicht exakt formulieren lassen und damit zur wissenschaftlichen Kommunikation nur bedingt geeignet sind.

Auf einer höheren Abstraktionsstufe werden solche Modelle durch die Einführung von operational definierten Begriffen und Symbolen und durch eine einheitliche Darstellung, z.B. in Form von Blockdiagrammen und Reaktionsschemata, präzisiert. Modelle auf dieser Ebene könnte man als Strukturmodelle bezeichnen. So etwa lassen sich Regelmechanismen im Organismus in Form von Blockdiagrammen darstellen, wie sie in der Regelungstechnik üblich sind. Modelle dieser Art ermöglichen qualitative Voraussagen über das Systemverhalten und ermöglichen eine Kommunikation in eindeutiger Weise. Die meisten Modelle in den Biowissenschaften liegen auf dieser Abstraktionsstufe.

Liegen genügend Erfahrungen mit Modellen dieser Stufe vor, so ist es möglich, die Abstraktion weiter zu treiben und mathematische Modelle zu formulieren. Dabei lassen sich mehrere Zielsetzungen unterscheiden.
Im Hinblick auf klinische Anwendungen ist eine Zielvorstellung die Erstellung von Modellen, die Vorausberechnungen des Verhaltens eines biologischen Systems ermöglichen, insbesondere das Verhalten nach therapeutischen Eingriffen. Das ist bisher nur realisierbar bei wenig komplexen Teilsystemen eines Organismus, die isoliert betrachtet werden können.

Ein Beispiel dazu ist die Berechnung der Erhaltungsdosis eines Pharmakons bei periodischer Applikation, wobei sich die Konzen-

tration im Blut innerhalb der therapeutischen Bandbreite bewegen soll. Ausgehend von einem Kompartimentmodell lassen sich die Vorgänge der Elimination und Invasion durch ein System von linearen Differentialgleichungen formulieren. Bei Kenntnis der Parameter des Systems, z.B. der Eliminationskonstante des Pharmakons, kann man innerhalb gewisser Grenzen über die Konzentration des Pharmakons im Blut als Funktion der Zeit bei gegebener Dosierung exakte Voraussagen machen.
Mathematische Modelle, die soweit entwickelt sind, eignen sich zur klinischen Anwendung: sie ermöglichen die Simulation von Therapien und die Ermittlung eines optimalen Dosierungsschemas.

Besonders geeignet für eine mathematische Formulierung sind in vitro Prozesse, z.B. enzymatische Meßverfahren: diese Systeme sind wenig komplex, isoliert und bestimmt durch experimentelle Randbedingungen.
Um Modelle klinisch einsetzen zu können, insbesondere zu quantitativen Dosierungsvorschlägen oder zur Therapiesteuerung, muß jedoch erst genügend Erfahrung über die Aussagekraft des zugrundeliegenden Modells gesammelt werden.
Dazu sind zunächst unbekannte Modellparameter aus klinischen Verlaufsdaten zu schätzen. Danach muß geprüft werden, ob es möglich ist, mit den geschätzten Parametern Therapieverläufe genau vorherzusagen. In vielen Fällen lassen sich zunächst Literaturwerte für die Parameter in das Modell einsetzen, so daß man zumindest richtige Größenordnungen für die Parameter hat.

Während die Aufstellung von Modellen und die Erstellung von Simulationsprogrammen nur relativ kurze Zeit benötigen, ist die Weiterentwicklung bis zur klinischen Anwendungsreife sehr langwierig, da die Gewinnung verwertbarer Daten problematisch ist. Aus ethischen Erwägungen und technischen Gründen ist es oft nicht möglich, genügend Daten zu erhalten, um relevante Parameter schätzen zu können.

Neben dem langfristigen Ziel einer klinischen Anwendung lassen sich weitere Teilziele durch folgende Punkte charakterisieren:

1. Zusammenfassung von Informationen über die Wirkungsmechanismen einer Therapie in einem mathematischen Modell.
2. Simulation alternativer Wirkungsmechanismen.
3. Simulation klinischer Experimente, die sich am Patienten nicht durchführen lassen, z.B. der Effekt einer Überdosierung.
4. Definition klinischer Parameter, z.B. Eliminationskonstanten, enzymkinetische Konstanten oder mittlere Lebenszeiten durch ein einfaches mathematisches Modell.

1.2 Stand der Forschung

1.2.1 Historische Anmerkungen

Erste Anwendungen mathematischer Modelle in den Biowissenschaften, die bedeutende Auswirkungen über die Spezialwissenschaft hinaus gehabt haben, sind die populationsdynamischen Modelle von Malthus, Quetelet und Verhulst im frühen 19. Jahrhundert.

1835 erscheint Quetelets Werk "Essai de Physique Sociale", das Wachstumsprozesse behandelt. Das von Verhulst 1838 entwickelte Modell für retardiertes Wachstum einer Population wird auch heute noch auf das Wachstum von Einzellerkulturen angewendet.

Die Populationsdynamik wird im 20. Jahrhundert von Lotka (1925) und Volterra (1931) weiterentwickelt, die u. a. die Wechselwirkung konkurrierender Arten analysieren.

Die Entwicklung mathematischer Modelle in der Epidemiologie beginnt am Anfang des 20. Jahrhunderts. Hamer führt 1906 deterministische Modelle ein, die die Wechselwirkung zwischen Infektiösen und Suszeptiblen beschreiben. Die mathematische Theorie der Epidemien wird von Ross (1911), Kermack und McKendrick (1927-39) und anderen weiterentwickelt. Eine Übersicht über die Entwicklung auf diesem Gebiet gibt Bailey in seinem 1957 erschienenen Buch "The Mathematical Theory of Epidemics".

Die ersten mathematischen Modelle auf den Gebieten der Biochemie und Pharmakologie entstehen ebenfalls am Anfang des 20. Jahrhunderts. 1913 erscheint die Arbeit von Michaelis und Menten über "Die Kinetik der Invertinwirkung", in der zum ersten Mal das

kinetische Gesetz einer enzymatischen Reaktion mathematisch formuliert wird. Die Pharmakokinetik beginnt mit der Arbeit von Widmark (1919) über Konzentrationsverläufe von Narkotika im Blut und im Gewebe.
Bertalanffys Konzeption des Organismus als offenes System im Fließgleichgewicht (1940) liefert die theoretische Grundlage für die bisherigen heuristischen Ansätze. Die Weiterentwicklung dieser Theorie erfolgt in neuerer Zeit von Glansdorff und Prigogine (1971).
Die praktische Anwendung der Pharmakokinetik auf Dosierungsprobleme wurde von dem Kinderkliniker Dost (1953) entscheidend weiterentwickelt. Dost und seine Schüler haben wesentlich zur Verbreitung pharmakokinetischer Methoden in Deutschland nach dem 2. Weltkrieg beigetragen.
Zahlreiche theoretische Ansätze über die Berechnung von Dosierungsschemata gehen auf Krüger-Thiemer zurück. Ein Teil seiner Arbeiten ist in dem Übersichtsartikel "Pharmacokinetics" in "Principles of Drug Action" (1977) zusammengefaßt.

1.2.2 Neuere Entwicklungen

Mit der Einführung von analogen und digitalen Rechenanlagen etabliert sich ein neuer Zweig der Biomathematik: die Simulation komplexer Systeme mit Regelstrukturen auf so divergierenden Gebieten wie Ökologie, Herzkreislaufphysiologie, Neurophysiologie, Pharmakokinetik und Pharmakodynamik. Im Bereich der Biochemie wird das dynamische Verhalten umfangreicher Multienzymsysteme mit Regelstrukturen simuliert. Die ersten Arbeiten auf diesem Gebiet (Garfinkel, Hess (1964)) gehen von den elementaren chemischen Reaktionen der Enzymkatalyse aus. Entsprechend umfangreich (bis zu 100 Gleichungen !) sind die Gleichungssysteme. Durch die Einführung enzymkinetischer Gesetze kann die Anzahl der Gleichungen wesentlich reduziert werden, außerdem treten die Regelstrukturen klarer hervor. Die theoretischen Grundlagen für diese Reduktion wurden u. a. von Ottens und Duysens (1973) entwickelt.

Inzwischen existieren mathematische Modelle für die wichtigsten biochemischen Reaktionswege wie die Glykolyse, die Atmungskette und die Gluconeogenese. Die umfangreiche Literatur auf diesem Gebiet ist in einer Übersichtarbeit von Garfinkel (1974) zusammengefaßt.

Parallel zu dieser Entwicklung werden die Eigenschaften enzymatischer Systeme an einfachen Modellen studiert, die noch der mathematischen Analyse zugänglich sind (Goodwin (1965), Tyson (1975), Savageau (1972)). Hier wird das Dilemma bei der Modellierung komplexer biologischer Systeme sichtbar: realistische Modellansätze führen zu sehr umfangreichen nichtlinearen Differentialgleichungssystemen, die nur noch numerisch gelöst werden können. Vereinfachte Systeme, die eine mathematische Analyse der Stabilitätseigenschaften erlauben, lassen sich auf reale Systeme meist nicht anwenden.

In der Medizin wird versucht, anhand von Modellen , die die Pharmakokinetik und Dynamik eines Arzneimittels umfassen, Therapien zu simulieren und zu steuern. Für eine direkte

klinische Anwendung gibt es bisher nur wenige Beispiele.
Für den speziellen Fall der Insulinbehandlung bei Diabetikern im Koma wurde von Inoue et al (1976) ein vereinfachtes Modell der Glucoseregulation zur Therapiesteuerung verwendet. Dieses Modell enthält nur wenige Konstanten, die im Verlauf der Therapie aus den Patientendaten geschätzt werden.
Für die Kontrolle der Marcoumarbehandlung wurde im Klinikum Leiden ein interaktives Programm installiert, das auf der Grundlage eines einfachen pharmakokinetischen Modelles individuelle Therapievorschläge errechnet (Wiegmann und Vossepoel (1977)). Ein weiteres Beispiel ist die Simulation einer Leukämietherapie (Lincoln (1974)). Für die meisten Therapien sind die Wirkungszusammenhänge zu komplex, so daß es, selbst wenn das Modell korrekt ist, nicht mehr möglich ist, die individuellen Konstanten während des Therapieverlaufs zu schätzen.
Sehr zahlreich sind Arbeiten, in der Krankheits - oder Therapiemodelle beschrieben werden, die nicht zur Therapiesteuerung eingesetzt werden können. Als Beispiel sei eine Arbeit von Wichmann (1976) zitiert, die ein detailliertes Modell des Regelmechanismus der Erythrozytenproduktion enthält. Mit Hilfe dieses Modelles ist es möglich, verschiedene Krankheitszustände zu beschreiben und Therapieverläufe zu simulieren.
In der Pharmakokinetik zielen neuere Ansätze darauf hin, auch nichtlineare Prozesse wie die Biotransformation von Arzneimitteln in die Theorie einzubeziehen. Eine Übersichtsarbeit darüber findet man in "Kinetics of Drug Action " (van Rossum (1977)).

Die Literatur auf den oben genannten Gebieten ist sehr umfangreich. Es lassen sich zwei Trends erkennen:
der Versuch, auf der Basis einfacher Modelle eine computerunterstützte Therapieplanung und Steuerung zu realisieren und die Entwicklung von umfangreichen Modellen zur Beschreibung komplexer Wirkungszusammenhänge, die primär der Aufklärung von Wirkungsmechanismen dienen.

1.2.3 Einordnung der behandelten Themen

Die vorliegende Arbeit behandelt die mathematische Darstellung biochemischer und pharmakokinetischer Prozesse. Der Schwerpunkt liegt dabei auf Anwendungen in der Medizin.
Die Anwendungsbereiche umfassen die Analyse enzymatischer Bestimmungsmethoden in der Gerinnungsdiagnostik, die Pharmakokinetik der diaplazentaren Arzneimittelübertragung, die Arzneimittelübertragung durch die Muttermilch auf den Säugling, die Simulation von Therapieschemata der Streptokinasebehandlung und eine Stabilitätsanalyse des Gerinnungssystems.
Im 3. Abschnitt werden die grundlegenden Bewegungsgleichungen der Pharmakokinetik und der Enzymkinetik dargestellt. Insbesondere wird aufgezeigt, wie sich die exakten chemischen Reaktionsgleichungen der Enzymkatalyse auf Massenbilanzgleichungen reduzieren lassen, deren Flußtherme die enzymkinetischen Gesetze sind. Diese Darstellung lehnt sich an die Arbeiten von Ottens und Duysens (1973) und an die Arbeiten von Reich und Selkov (1974) an.

Im 4. Abschnitt werden die Grundgleichungen für die Enzymkaskaden des Blutgerinnungssystems angegeben. Die Dynamik von Enzymkaskaden wurde von vielen Autoren (z. B. Bowness (1966), Davies and Williams (1971), Hemker und Hemker (1965)) untersucht, wobei zwei Haupteigenschaften von Enzymkaskaden herausgestellt wurden: die Möglichkeit der Verstärkung eines Stimulus und die Möglichkeit einer schnellen Regulation. Die Enzymkaskade der Blutgerinnung wurde u. a. von Levine (1966), Hemker und Hemker (1965) und Martorana (1977) untersucht, wobei Hemker und Hemker enzymkinetische Gesetze für die Protein-Protein Wechselwirkung einführen.

Diese Grundgleichungen werden auf die Analyse eines neuen Meßverfahrens zur Bestimmung von Humanplasminogen angewendet, in dem die Verstärkerwirkung einer Kaskade ausgenutzt wird, um die Aktivität des Patientenplasminogens einer stark verdünnten Plasmaprobe zu messen (Abschnitt 4.2). Das Modell ermöglicht es, die Gerinnungszeit des Testansatzes als Funktion der Komponenten des Testansatzes zu berechnen. Für dieses Verfahren ist eine solche Analyse noch nicht durchgeführt worden. Auf dem Gebiet der enzymatischen Bestimmungsmethoden gibt es einige Arbeiten über die Optimierung von Testansätzen (London et al. (1975)).

Eine ähnliche Analyse wird im Abschnitt 4.3 für ein Verfahren zur Bestimmung von Heparin durchgeführt. Die Grundgleichungen werden außerdem auf ein Modell der Streptokinasebehandlung im 6. Abschnitt angewendet, bei der das körpereigene Plasminogen aktiviert wird. Ein Modell der Streptokinasebehandlung existiert bisher noch nicht.

Im 7. Abschnitt wird das Gerinnungssystem noch einmal behandelt. Hier geht es um eine Analyse der Stabilitätseigenschaften des Systems, wobei ein einfaches Modell zugrundegelegt wird, das aber die als wesentlich erachteten Rückkopplungsmechanismen enthält. Der dabei benutze Formalismus geht auf Savageau (1972) zurück. Martorana und Moro (1977) formulieren ebenfalls ein Modell des Gerinnungssystem mit einer positiven Rückkopplung, führen aber keine Stabilitätsanalyse durch.

Im 5. Abschnitt wird die Arzneimittelübertragung von der Mutter auf den Foetus und von der Mutter auf den Säugling durch die Muttermilch behandelt. Dabei werden die üblichen linearen Gleichungen der Pharmakokinetik angewendet. Über den im Abschnit 5.1 behandelten Stoffaustausch zwischen Mutter und Foetus existieren nur wenig Modellansätze (Goldstein et al. (1974), Levy (1975)), die eine detaillierte Kompartimentierung des Foetus nicht enthalten. Insbesondere wird die Möglichkeit der foetalen renalen Elimination nicht diskutiert.
Das in Abschnitt 5.2 dargestellte Modell der Arzneimittelübertragung über die Muttermilch ermöglicht es, die Akkumlation eines Arzneimittels im Säugling durch eine einfache Formel abzuschätzen. Hier ist eine direkte klinische Anwendung möglich.

1.3 Ein Beispiel für die Bedeutung mathematischer Modelle in der Medizin: die Schätzung der Thrombozytenlebensdauer

1.3.1 Problematik

Die mittlere Überlebenszeit der Thrombozyten ist ein wichtiger klinischer Parameter für die Beurteilung einer gestörten Thrombozytenfunktion. Ihre Bestimmung erfolgt aus der Populationskurve einer Stichprobe von Thrombozyten, die dem Blut entnommen und nach Markierung mit Cr^{52} reinjiziert werden.
Die Überlebenskurve dieser Stichprobe erhält man durch Messung der Aktivität von Plasmaproben (Harker und Finch, 1969).
Die Berechnung einer mittleren Überlebenszeit führt, je nach zugrundeliegendem Modell des Alterungsprozesses der Thrombozyten bzw. der Auswertungsvorschrift, zu unterschiedlichen Werten, so daß die mittleren Überlebenszeiten verschiedener Arbeitsgruppen i.a. nicht miteinander verglichen werden können. Hier wird deutlich, daß eine sinnvolle Definition des Parameters "Thrombozytenlebensdauer" nicht allein durch eine Meßvorschrift gegeben werden kann. Die Definition wird erst dann eindeutig, wenn der Parameter zusätzlich durch ein mathematisches Modell definiert ist.
Hierbei ist jedoch zu berücksichtigen, daß unterschiedliche Modelle zu verschiedenen Schätzwerten führen. Die Thrombozytenüberlebenskurven werden üblicherweise entweder nach einem exponentiellen Modell oder nach einem linearen Modell ausgewertet,

da die Kurven Anteile von beiden Verlaufstypen aufzuweisen scheinen: der Anfangsverlauf ist meist linear und am Ende ist meist ein exponentieller Abfall zu beobachten.

Die Analyse der Überlebenskurven auf der Grundlage des Multiple Hit Modells von Murphy und Francis (1971) vermeidet diese Unstimmigkeiten: es enthält als Spezialfälle sowohl das exponentielle als auch das lineare Modell und ermöglicht somit eine eindeutige Bestimmung der mittleren Überlebenszeit. Im folgenden wird eine Einführung in dieses Modell gegeben und über Erfahrungen bei der Auswertung von Thrombozytenüberlebenskurven berichtet.

1.3.2 Modellvorstellungen

Dem Multiple Hit Modell liegen folgende Vorstellungen über den Alterungsprozess der Thrombozyten zugrunde:

1. Die Thrombozyten altern durch sukzessive "Schädigungen", z.B. durch reversible Aggregation. Ein solcher Vorgang wird als "Hit" bezeichnet.
2. Alle "Hits" haben die gleiche Wirkung.
3. Die "Hits" treten unabhängig voneinander auf.
4. Nach einer bestimmten Anzahl von "Hits" wird die Zelle entfernt.
5. Produktion und Destruktion sind im Gleichgewicht.
6. Die radioaktive Markierung und der Prozess der Entnahme und Reinjektion verursachen kein verändertes Alterungsverhalten.

1.3.3 Mathematisches Modell

Gesucht ist die Verteilung der Zufallsvariablen T(n):= Wartezeit, bis der n-te Hit auftritt. Der oben definierte Prozess ist ein Poissonprozess. T(n) hat die Dichtefunktion

$$f(t) = \frac{e^{-\lambda t} \lambda^n t^{n-1}}{(n-1)!} \qquad (1.1)$$

mit dem Erwartungswert $E(T(n)) = \frac{n}{\lambda} = \frac{1}{\mu}$

und der Varianz $VAR(T(n)) = \frac{n}{\lambda^2}$.

Der Parameter λ wird als Risiko (intensity of risk) bezeichnet.

Man kann zeigen (s. Murphy and Francis, 1971), daß die Überlebenswahrscheinlichkeit eines markierten Thrombozyten zum Zeitpunkt t durch

$$H_n(t) = \frac{1}{n} \sum_{i=0}^{n-1} \frac{(n-i)}{i!} e^{-\lambda t} (\lambda t)^i \qquad (1.2)$$

gegeben ist. Für n = 1 erhält man einen rein exponentiellen Abfall

$$H_1(t) = e^{-\lambda t} , \qquad (1.3)$$

für n = 2 und n = 3 erhält man

$$H_2(t) = e^{-\lambda t} + \frac{1}{2} e^{-\lambda t} \lambda t \qquad (1.4)$$

$$H_3(t) = e^{-\lambda t}(1 + \frac{2}{3} \lambda t + \frac{(\lambda t)^2}{3!}) . \qquad (1.5)$$

Für $n \to \infty$ und $\lambda \to \infty$, derart, daß $\frac{\lambda}{n} \to \mu$ ergibt sich eine lineare Funktion

$$H_\infty = 1 - \mu t \quad , \quad 0 \leqq t \leqq \frac{1}{\mu} \quad . \qquad (1.6)$$

1.3.4 Vergleich zwischen linearem, exponentiellem und Multiple Hit Modell anhand von Messdaten

Es seien y_j die gemessenen Aktivitäten einer Plasmaprobe zum Zeitpunkt t_j. Der Parameter λ und die Proportionalitätskonstante c werden durch Minimierung von

$$R_n = \sum_{j=1}^{m} (y_j - c\,H_n(\lambda, t_j))^2 \qquad (1.7)$$

geschätzt. Für n = 1 erhält man die Parameter für das exponentielle Modell, für $n \to \infty$ (s.o.) die Parameter für das lineare Modell. n wird durch die Forderung

$$R_{\hat{n}} = \min_n (R_n) \qquad (1.8)$$

bestimmt, d.h. es wird dasjenige n gewählt, für das die Summe der Abweichungsquadrate minimal wird.
Die mittlere Lebensdauer wird durch $\hat{T} = \frac{\hat{n}}{\hat{\lambda}}$ geschätzt.

Abb. 1 zeigt Daten eines Thrombozytenüberlebenszeitexperimentes. Aufgetragen sind die "Counts" in % über die Zeit. Die Auswertung ergibt für das Multiple Hit Modell eine mittlere Lebensdauer von $\hat{T}_4 = 7.47$ Tagen. Das exponentielle Modell (n = 1) liefert eine mittlere Lebensdauer von $\hat{T}_1 = 4.7$ Tagen. Die Summe der Abwei-

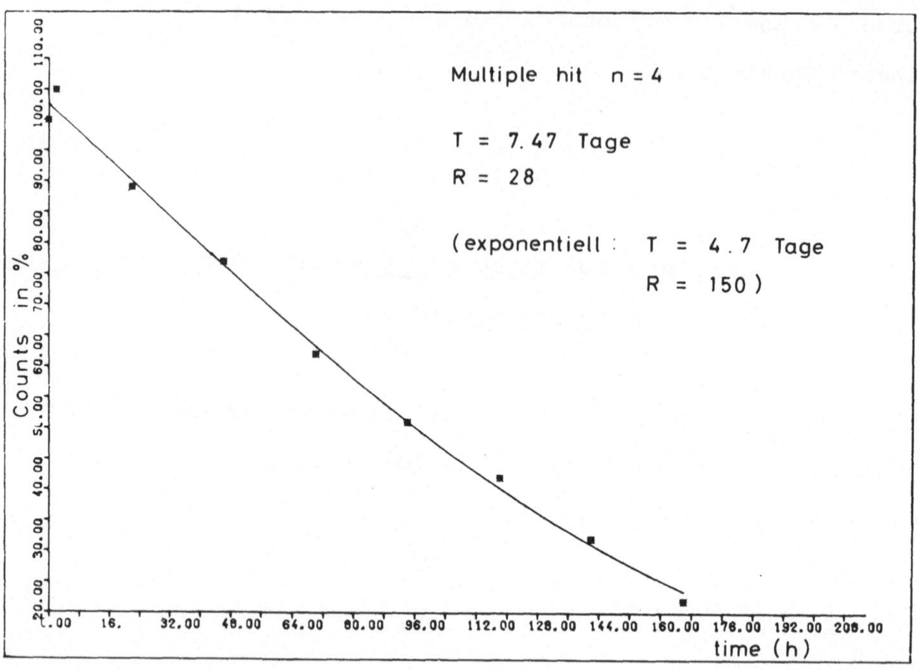

Abb. 1.1. Experimenteller Verlauf einer Populationskurve. Die Daten weisen wenig Streuung auf und zeigen, wie gut der experimentelle Verlauf durch das Multiple Hit Modell mit n = 4 angepaßt wird. Die Summe der Abweichungsquadrate ist bei exponentieller Anpassung etwa 5 mal so hoch wie beim Multiple Hit Modell, und die geschätzte mittlere Überlebenszeit ist fast um 3 Tage kürzer (Daten von Dr. Bremer, Medizinische Klinik C). In den Zeichnungen ist der Wert des ersten Meßpunktes gleich 100% gesetzt.

chungsquadrate ist beim exponentiellen Modell $R_1 = 150$, beim Multiple Hit Modell mit $\hat{n} = 4$ ist $R_4 = 28$.

Abbildungen 1.2a - c zeigen ein weiteres Beispiel für stärker streuende Meßdaten: das Multiple Hit Modell liefert eine mittlere Lebensdauer von $\hat{T}_3 = 8.3$ Tagen, das exponentielle Modell liefert eine mittlere Lebensdauer von $\hat{T}_1 = 5.7$ Tagen, aus dem linearen Modell erhält man $\hat{T}_\infty = 9.6$ Tage. Das Multiple Hit Modell weist mit $R_3 = 58$ die kleinsten Abweichungen auf, für das exponentielle Modell sind die Abweichungen am größten.

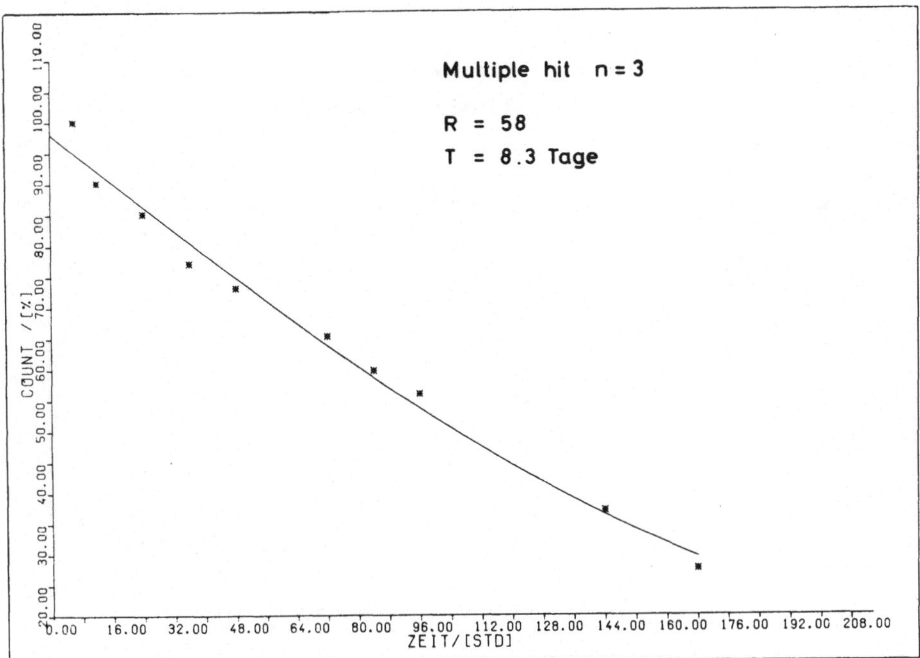

Abb. 1.2 a

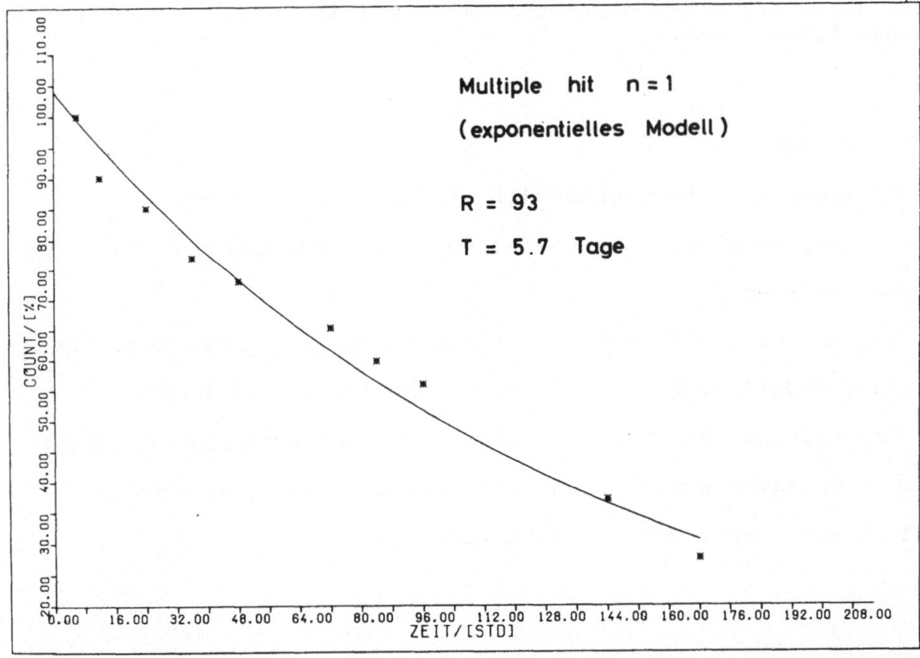

Abb. 1.2 a und 1. b. Anpassung experimenteller Daten an ein Multiple Hit Modell mit n = 3 (a) und an das exponentielle Modell (b).

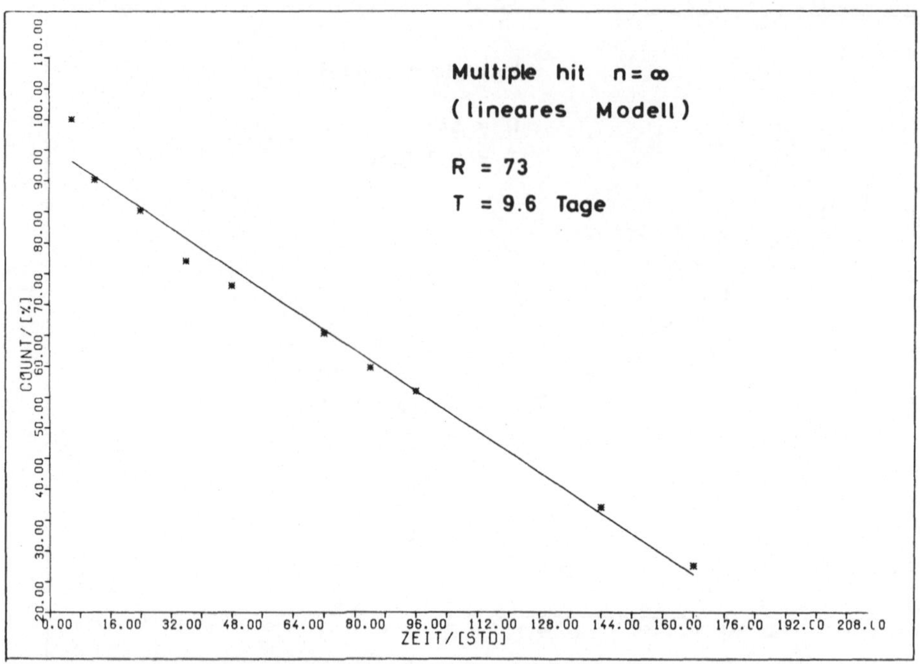

Abb. 1.2 c. Anpassung derselben Daten wie in Abb. 1.2 a und b an das lineare Modell.

Folgerungen:

1. Mittlere Thrombozytenüberlebenszeiten sind nur dann vergleichbar, wenn sie nach demselben Modell aus den Meßdaten errechnet werden.

2. Das exponentielle Modell liefert in der Regel kleinere, das lineare Modell größere Werte als das Multiple Hit Modell.

3. Das Multiple Hit Modell liefert die kleinsten Abweichungen (diese Tatsache ergibt sich schon allein daraus, daß dieses Modell durch zwei Parameter bestimmt ist).

2. Methoden

2.1 Modellbildung

Im folgenden wird unterstellt, daß sich die Zustandsvariablen der betrachteten Systeme stetig ändern und in ihrer zeitlichen Entwicklung deterministischen Gesetzmäßigkeiten folgen. Diese Annahmen sind zu rechtfertigen, wenn

1. ein System sehr viele Teilchen enthält.
2. ein System isoliert betrachtet werden kann in dem Sinne, daß zufällige Störungen der Umgebung das zeitliche Verhalten nicht determinieren.

Für Prozesse auf der Ebene der Physiologie und Biochemie ist die erste Voraussetzung erfüllt. Die zweite Voraussetzung ist streng nur dann erfüllt, wenn isolierte in vitro Prozesse betrachtet werden. Die Erfahrung zeigt jedoch, daß auch im Organismus Teilsysteme existieren, die sich in guter Näherung deterministisch beschreiben lassen: z.B. folgt die Elimination eines Pharmakons aus dem Blut nach intravenöser Injektion einer Summe von e-Funktionen.

Mit anderen Worten, es wird postuliert, daß die in den folgenden Abschnitten behandelten Systeme stetige dynamische Systeme sind. Damit sind die Methoden der Modellbildung festgelegt: stetige dynamische Systeme werden durch Differentialgleichungen dargestellt. Im einzelnen ist ein stetiges dynamisches System festgelegt durch:

(a) einen Vektor unabhängiger Variabler x (Ort)

(b) eine zusätzliche unabhängige Variable t (Zeit)

(c) einen Parametervektor θ

(d) einen Zustandsvektor y

(e) ein System von Differentialgleichungen

$$\dot{y} = \frac{dy}{dt} = F(x,t,y,\theta) \tag{2.1}$$

mit dem Anfangszustand $y(t_o) = y_o$.

Das System heißt autonom, wenn F nicht explizit von der Zeit abhängt.

Nur für den Spezialfall der Ortsunabhängigkeit und Linearität, d.h.

$$\dot{y} = A(\theta)\, y \tag{2.2}$$

lassen sich für autonome Systeme allgemeine analytische Lösungen angeben. Die meisten nichtlinearen Systeme sind nur numerisch lösbar.

2.2 Numerische Verfahren

Zur numerischen Lösung der Differentialgleichungen werden zwei Verfahren verwendet, die als Subroutine in der Programmbibliothek der TR 445 des Rechenzentrums der Universität Düsseldorf vorhanden sind.

1. Subroutine HPCG (SSP, IBM 1968)

Dieses Unterprogramm enthält ein Verfahren 4. Ordnung mit variabler Schrittweite, eine Modifikation von Hammings Prediktor-Korrektor-Verfahren. Das Verfahren ist nicht selbststartend, da zur Berechnung des Funktionswertes $y(x_o + h)$ mehrere Stützstellen benötigt werden. Diese werden durch ein Runge-Kutta-Verfahren geliefert.

2. Subroutine DO2AJF (Nagflib, 1976)

Dieses Unterprogramm enthält ein Verfahren, das sich besonders zur Lösung von stiffen Systemen eignet, d.h. von Systemen mit inhomogenen Eigenwertspektren. Das ist z.B. der Fall bei Systemen, deren Komponenten in unterschiedlichen Zeitbereichen operieren.

Die Stiffness ratio eines Systems ist definiert durch $s = \lambda_{max}/\lambda_{min}$, wobei λ_{max} und λ_{min} die dem Betrage nach maximalen bzw. minimalen negativen Eigenwerte der Jacobimatrix des Systems sind.

Das Verfahren ist eine Modifikation des Gearverfahrens (Craigie, 1975).

Parameter wurden nach der Methode der kleinsten Quadrate unter Verwendung eines Marquardt-Verfahrens geschätzt (Marquardt, 1963).

3. Grundgleichungen der Pharmakokinetik und der Dynamik biochemischer Prozesse

3.1 Pharmakokinetik

Bezeichnungen:

V_i : Verteilungsvolumina

m_i : Pharmakonmenge im i-ten Kompartiment

x_i : Pharmakonkonzentration im i-ten Kompartiment

v_i : Produktionsrate des Pharmakons (Infusionsrate) im i-ten Kompartiment

k_{ij}: Übergangsraten für den Übergang vom i-ten zum j-ten Kompartiment

F_{ij}: Massenstrom vom i-ten zum j-ten Kompartiment

"Unter Pharmakokinetik versteht man die Lehre von der quantitativen Auseinandersetzung zwischen Organismus und einverleibtem Pharmakon" (Dost, 1953).

Zur mathematischen Beschreibung der Verteilungsvorgänge im Organismus teilt man den Körper in unterschiedliche Kompartimente auf, die real (z.B. Kompartiment "Blut") oder fiktiv (z.B. Proteinbindung) sein können.

In der Pharmakokinetik werden folgende Annahmen getroffen:

1. V_i = const (zeitunabhängig)

2. $F_{ij} = -k_{ij}\, m_i + k_{ji}\, m_j$.

Die Annahme 2 enthält als Spezialfall das Ficksche Diffusionsgesetz, impliziert aber auch aktive Transportprozesse, die im einzelnen auf der Basis molekularer Mechanismen oft schwer interpretierbar sind.

Passive Diffusion findet statt, wenn die Bedingung

$k_{ji} = k_{ij}\ V_i/V_j$ erfüllt ist. (3.1)

Dann hängt der Massenstrom F_{ij} nur von der Konzentrationsdifferenz ab:

$$F_{ij} = -k_{ij}\ V_i(x_i - x_j) \quad . \tag{3.2}$$

Der Massenstrom zwischen zwei Kompartimenten wird unter der Annahme 2 wie eine chemische Reaktion 1. Ordnung beschrieben, so daß man für die Massenbilanzgleichungen eines Mehrkompartimentsystems ein lineares inhomogenes Differentialgleichungssystem erhält:

$$\dot{m}(t) + A\,m(t) = v \tag{3.3}$$

mit $m(t) = (m_1, m_2, \ldots, m_n)^T$, $v = (v_1, v_2, \ldots, v_n)^T$

$$A = \begin{pmatrix} k_{11} & -k_{21} & -k_{31} & \ldots & -k_{n1} \\ -k_{12} & k_{22} & -k_{32} & \ldots & -k_{n2} \\ \ldots & \ldots & \ldots & \ldots & \ldots \\ \ldots & \ldots & \ldots & \ldots & \ldots \\ -k_{1n} & -k_{2n} & & & -k_{nn} \end{pmatrix}$$

$$k_{ii} = \sum_{j_{i \neq j}} k_{ij}$$

und der Anfangsbedingung $m(0) = d$, $d = (d_1, d_2, \ldots, d_n)^T$.

Im folgenden gelten die Bezeichnungen:

$A(s)$: charakteristische Matrix der Matrix A

$A_{ik}(s)$: Untermatrix von A(s), die durch Streichen der k-ten Spalte und i-ten Zeile entsteht

b_r : Eigenwerte von A, $r = 1,2,\ldots,p$

Für den Fall, daß alle Eigenwerte verschieden sind, erhält man im homogenen Fall für das k-te Kompartiment die Lösung

$$m_k(t) = \sum_{i=1}^{\ell} (-1)^{k+i+2}\, m_i(0) \sum_{r=1}^{p} e^{-brt} \lim_{s\to -br} \frac{|A_{ik}(s)|\;(s+br)}{|A(s)|} \tag{3.4}$$

mit $\ell \leqq n$.

Im inhomogenen Fall erhält man

$$m_k(t) = \sum_{i=1}^{\ell} \sum_{r=1}^{p} (-1)^{k+i} \lim_{s\to -br} \frac{|A_{ik}(s)|\;(s+br)}{|A(s)|} \left(m_i(0)\, e^{-brt} + \int_0^t v_i(\alpha)\, e^{-br(t-\alpha)}\, d\alpha\right) \tag{3.5}$$

(Einzelheiten zu der Lösungsmethode findet man bei Wolf et al., 1977)

Überraschenderweise findet man in der Pharmakokinetik viele Transportvorgänge, die sich durch den einfachen linearen Ansatz beschreiben lassen.
Trotzdem ist der Anwendungsbereich dieses Ansatzes beschränkt, was insbesondere für die folgenden Situationen zutrifft:

1. Die Elimination geschieht durch Metabolisierung, d.h. durch enzymatischen Abbau. Wenn die Konzentration des Pharmakons grösser als die Michaeliskonstante des Enzyms ist, ist die Abbaurate nichtlinear. Ein extremes Beispiel dafür ist der Alkoholabbau, der in weiten Konzentrationsbereichen konstant verläuft.

2. Es findet eine Proteinbindung statt. Die Kinetik der Proteinbindung ist nichtlinear.

3. Der Transport durch die Membran erfolgt durch Membranenzyme mit begrenzter Kapazität.

3.2 Biochemische Reaktionssysteme

Bezeichnungen:

s : im Text verwendetes Symbol für Substrat

E : im Text verwendetes Symbol für Enzym

Es : im Text verwendetes Symbol für Enzymsubstratkomplex

p : im Text verwendetes Symbol für Produkt

x_i : Metabolitkonzentrationen

e_{ij}: Enzymkonzentrationen. Der Index i bezeichnet das Enzym, der Index j kennzeichnet den Zustand des Enzyms (z.B. Enzymsubstratkomplex)

k_i : mikroskopische Reaktionskonstanten

K_i: makroskopische Reaktionskonstanten der Enzymkinetik

V_{max}: maximale Umsatzrate eines Enzyms

3.2.1 Enzymatische Reaktionen

Biochemische Reaktionssysteme bestehen aus Metaboliten x_i und Enzymen e_j, die in verschiedenen Zuständen existieren, z.B. als Enzymsubstratkomplex oder als freies Enzym. Diese Systeme dienen im wesentlichen drei Aufgaben:

1. Dem Abbau metastabiler, energiereicher Substanzen unter Energiegewinnung in Form von energiereichen Zwischenverbindungen.
2. Der Biosynthese von Makromolekülen aus niedermolekularen Bausteinen, z.B. die Synthese von Proteinen aus Aminosäuren.
3. Der schnellen Aktivierung und Inaktivierung von Teilsystemen, die nur für bestimmte Aufgaben in Funktion treten, z.B. die Blutgerinnung.

Die Ausgangssubstanzen sind metastabil und zerfallen nach den Gesetzen der Thermodynamik, nach denen immer die energieärmste Endverbindung angestrebt wird. Dieser spontane Zerfall läuft unter den für lebende Systeme notwendigen Druck und Temperaturbedingungen äußerst langsam ab. Da die biologischen Systeme unter konstantem Druck und konstanter Temperatur arbeiten, ist eine Regelung der Reaktionsgeschwindigkeit durch Änderung dieser Parameter nicht möglich.

Die Reaktionsgeschwindigkeit biochemischer Reaktionen wird geregelt durch E n z y m e : Enzyme sind Biokatalysatoren, die, wie die anorganischen Katalysatoren auch, die Aktivierungsenergie einer Reaktion herabsetzen. Enzyme sind Proteine mit hohem Molekulargewicht, die als prosthetische Gruppen (Wirkgruppen) auch andere Verbindungen besitzen können, z.B. Flavine.

Die wichtigsten Eigenschaften der Enzyme sind:

1. ihre Substratspezifität;
2. ihre Fähigkeit zur Regulation.

Außer durch das Substrat selbst kann die Aktivität eines Enzyms durch positive oder negative Effektoren gesteuert werden. Effektoren greifen entweder an am katalytischen Zentrum, wo sie die Bindungsstelle für das Substrat blockieren (kompetitive Hemmung) oder an einer vom katalytischen Zentrum entfernten Stelle, wodurch die räumliche Struktur (Konformation) des katalytischen Zentrums so geändert wird, daß das Substrat nicht mehr "paßt" (Allosterie). Die Regeleigenschaften der Enzyme lassen sich in vitro messen durch Variation von Effektor und Substratkonzentration.

Die Meßkurven, d.h. Plots der Reaktionsgeschwindigkeit gegen Substratkonzentration bei verschiedenen Effektorkonzentrationen, lassen sich beschreiben durch enzymkinetische Modelle oder enzymkinetische Gesetze.

Ein enzymkinetisches Gesetz ist ein Ausdruck der Form

$$v = f(K_1,\ldots,K_r\,;\,x_1,\ldots,x_n) \tag{3.6}$$

wobei $K_1,\ldots,K_r$ enzymkinetische Konstanten bedeuten, und die $x_1,\ldots,x_n$ die Konzentrationen von Substraten und Effektoren.

Die Regelstruktur biochemischer Systeme ist festgelegt durch die Struktur der Reaktionswege und durch die kinetischen Gesetze der Enzyme.

3.2.2 Elementare kinetische Gleichungen

Ausgangspunkt für die mathematische Formulierung enzymatischer Reaktionen sind die elementaren chemischen Reaktionsgleichungen der Enzymkatalyse, die im Gegensatz zu den pharmakokinetischen Bewegungsgleichungen durch nichtlineare gekoppelte Differentialgleichungen beschrieben werden. Für das folgende Beispiel gelten die Bezeichnungen:

Gesamtkonzentration des Enzyms (E): e_o

Substrat (s) : x_1

Produkt (p) : x_2

Enzymsubstratkomplex (Es) : e_2

Freies Enzym : e_1

Für das einfachste Reaktionsschema

$$E + s \xrightarrow{k_1} Es \xrightarrow{k_2} E + p$$

findet man das Gleichungssystem:

$$\dot{x}_1 = -k_1 e_1 x_1 \tag{3.7}$$

$$\dot{e}_1 = -k_1 e_1 x_1 + k_2 e_2 \tag{3.8}$$

$$\dot{x}_2 = k_2 e_2 \tag{3.9}$$

Die Konstanten k_1 und k_2 werden als mikroskopische Reaktionskonstanten bezeichnet. Für die verschiedenen enzymatischen Formen freies Enzym (e_1) und Enzymsubstratkomplex (e_2) gilt der Erhaltungssatz:

$$e_1 + e_2 = e_o = \text{const} \tag{3.10}$$

Analog lassen sich die Bewegungsgleichungen für Multienzymsysteme durch die Formulierung der elementaren chemischen Reaktionsgleichungen gewinnen. Als Beispiel wird eine Enzymkette mit zwei Enzymen E_1 und E_2 betrachtet, durch die ein Metabolit s_1 in den Metaboliten s_3 umgewandelt wird:

$$s_1 \xrightarrow{E_1} s_2 \xrightarrow{E_2} s_3.$$

Beide Reaktionen sollen nach einem irreversiblen Michaelis-Menten-Mechanismus ablaufen:

$$E_1 + s_1 \xrightarrow{k_1} E_1s_1 \xrightarrow{k_2} E_1 + s_2$$

$$E_2 + s_2 \xrightarrow{k_3} E_2s_2 \xrightarrow{k_3} E_2 + s_3$$

Die Bewegungsgleichungen für dieses System sind

$$\begin{pmatrix} \dot{x}_1 \\ x_2 \end{pmatrix} = \begin{pmatrix} k_1x_1 & 0 \\ k_2 & k_3x_2 \end{pmatrix} \begin{pmatrix} e_{11} \\ e_{21} \end{pmatrix} - \begin{pmatrix} k_1e_{1o}x_1 \\ k_3e_{2o}x_2 \end{pmatrix} \tag{3.11}$$

$$\begin{pmatrix} \dot{e}_{11} \\ e_{21} \end{pmatrix} = \begin{pmatrix} -k_1x_1 & -k_2 & 0 \\ 0 & -k_3x_2 & -k_4 \end{pmatrix} \begin{pmatrix} e_{11} \\ e_{21} \end{pmatrix} + \begin{pmatrix} k_1e_{1o}x_1 \\ k_3e_{2o}x_2 \end{pmatrix} \tag{3.12}$$

Da in einem Multienzymsystem i.a. verschiedene Reaktionsmechanismen mit unterschiedlich vielen enzymatischen Zuständen realisiert sind, lassen sich keine allgemeinen Bewegungsgleichungen wie in der Pharmakokinetik formulieren. Man kann nur aussagen, daß sich diese Gleichungen in folgender Form schreiben lassen:

$$\dot{x} = A e + c \tag{3.13}$$

$$\dot{e} = B e + d \quad , \tag{3.14}$$

wobei x und e die Vektoren der Metabolite bzw. der Enzyme und ihrer Zustände sind, und die Matrizen A und B Funktionen der x_i sind und zusätzlich von den Parametern k_i abhängen. Die Vektoren c und d enthalten die Gesamtenzymkonzentrationen e_{oi}. Diese Gleichungen gelten nur unter der Voraussetzung der räumlichen Homogenität.

Innerhalb eines Kompartiments ist diese Voraussetzung im allgemeinen gegeben, da die Diffusionszeiten viel kleiner als die charakteristischen Zeiten enzymatischer Reaktionen sind. Wenn Membranprozesse beteiligt sind, d.h. der Übergang zwischen Kompartimenten, so lassen sich diese Prozesse wie chemische Reaktionen 1. Ordnung (lineare Kompartimentmodelle) oder wie enzymatische Reaktionen behandeln.

3.2.3 Reduktion der Gleichungen

Die elementaren Bewegungsgleichungen der Form (3.13) und (3.14) eignen sich nicht zu einer übersichtlichen Darstellung und zur mathematischen Analyse von Stoffwechselsystemen:

1. Das System ist festgelegt durch die mikroskopischen Reaktionskonstanten k_i. Diese sind jedoch nur bei wenigen enzymatischen Reaktionen gemessen worden.
2. Für die Darstellung selbst kleiner Systeme benötigt man eine sehr große Anzahl von Gleichungen in der Größenordnung von einigen hundert.
3. Die Gleichungen enthalten die Bewegungsgleichungen der Enzyme und ihrer verschiedenen Komplexe, über deren zeitlichen Verlauf im allgemeinen keine Informationen vorliegen.

Die Interpretation numerischer Lösungen solcher Systeme erweist sich oft als schwieriger als die Interpretation von Meßdaten.

Experimentelle Daten über enzymatische Systeme beziehen sich auf Metabolitkonzentrationen und deren zeitliche Verläufe und auf die makroskopischen Reaktionskonstanten der Enzymkinetik. Es ist daher notwendig, ein reduziertes System zu finden, das als Basis einer mathematischen Analyse geeigneter ist. Insbesondere sollte ein solches System die experimentell zugänglichen enzymkinetischen Gesetze enthalten.

Bei der Reduktion des Systems macht man sich die Tatsache zunutze, daß man aufgrund experimenteller Befunde das System in ein schnelles Subsystem, das enzymatische Subsystem, und in ein langsames Subsystem, das metabolische Subsystem, unterteilen kann.

Es wird daher ein quasi stationärer Zustand für das schnelle System postuliert (quasi stationary state hypothesis), und man setzt die zeitlichen Ableitungen des schnellen Subsystems gleich Null. Dieses Vorgehen ist allgemein üblich. Die mathematischen Voraussetzungen dafür sind in einer Vielzahl von Arbeiten untersucht worden. Walter (1974) gibt Bedingungen für die Gültigkeit der Quasi Stationaritätshypothese für eine enzymatische Reaktion vom Michaelis-Menten-Typ an. In Übereinstimmung mit anderen Autoren wird in dieser Arbeit der maximale Fehler dieser Approximation mit

$\varepsilon_{max} = \frac{4}{27} \frac{e_o}{x_o}$ angegeben.

Reich und Selkov (1977) wenden diese Approximation auf Multienzymsysteme an.

Mit dieser Näherung erhält man aus den Gleichungen (3.7 - 3.10) das enzymkinetische Gesetz

$$v = -\dot{x}_1 = \frac{V_{max}\, x_1}{x_1 + K} \tag{3.15}$$

mit $K = k_2/k_1$ und $V_{max} = k_2\, e_o$.

Entsprechend läßt sich das Gleichungssystem (3.11 - 3.12) behandeln.

Die Quasistationaritätsbedingung

$$\begin{pmatrix} \dot{e}_{11} \\ \dot{e}_{12} \end{pmatrix} = 0$$

führt auf das reduzierte Differentialgleichungssystem

$$\dot{x}_1 = -V_{12}$$
$$\dot{x}_2 = V_{12} - V_{23} \tag{3.16}$$

$$\text{mit } V_{12} = \frac{V_{max1}\, x_1}{x_1 + K_1} \tag{3.17}$$

$$V_{23} = \frac{V_{max2}\, x_2}{x_2 + K_2} \tag{3.18}$$

$$V_{max1} = e_{o1}\, k_2 \;, \; K_1 = \frac{k_2}{k_1}$$

$$V_{max2} = e_{o2}\, k_4 \;, \; K_2 = \frac{k_4}{k_3} \; .$$

Die Gleichungen (3.13) und (3.14) lassen sich formal genauso behandeln, wobei vorausgesetzt wird, daß die Inverse von B existiert. Für $\dot{e} = 0$ folgt

$$e = -B^{-1}\, C \tag{3.19}$$

$$\dot{x} = -A(B^{-1}\, C) + d \tag{3.20}$$

Gleichung (3.20) läßt sich formal schreiben als

$$\dot{x}_i = \sum_{j=1}^{n} V_{ji} - \sum_{j=1}^{m} V_{ij} \tag{3.21}$$

Die Terme V_{ji} und V_{ij} lassen sich als die kinetischen Gesetze derjenigen enzymatischen Reaktionen identifizieren, die den Metaboliten x_i erzeugen bzw. umwandeln. Die V_{ij} sind gebrochene rationale Funktionen der Metabolite wie z.B. Gl. (3.17). Gl. (3.21) wird im folgenden als Grundgleichung für die Dynamik biochemischer Reaktionssysteme verwendet.

3.2.4 Enzymkaskaden

Enzymkaskaden bestehen aus Proenzymen x_i, die durch enzymatische Prozesse aktiviert werden. Nach der Aktivierung des 1. Proenzyms einer Kaskade (s. Abb. 3.1) durch x_o werden sukzessive die Proenzyme der i-ten Stufe durch die aktivierten Enzyme der (i-1)-ten Stufe, $x_{i-1,a}$, in ihre aktive Form umgewandelt.

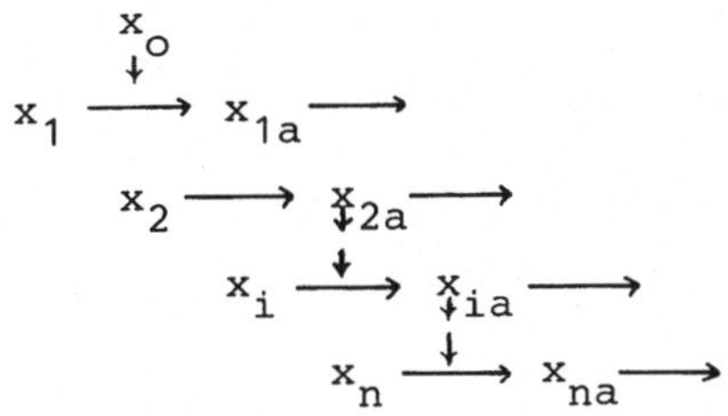

$$
\begin{array}{llllllll}
 & x_o & & & & & & \\
 & \downarrow & & & & & & \\
x_1 & \longrightarrow & x_{1a} \longrightarrow & & & & & \\
 & & x_2 \longrightarrow & x_{2a} \longrightarrow & & & & \\
 & & & \downarrow & & & & \\
 & & & x_i \longrightarrow & x_{ia} \longrightarrow & & & \\
 & & & & \downarrow & & & \\
 & & & & x_n \longrightarrow & x_{na} \longrightarrow & &
\end{array}
$$

Abb. 3.1. Reaktionsschema einer Enzymkaskade

Für eine Enzymkaskade werden folgende Bewegungsgleichungen postuliert:

$$\dot{x}_1 = u_1 - v_1(x_1, x_o)$$

$$\dot{x}_{1a} = v_1(x_1, x_o) - v_{1a}(x_{1a})$$

....

$$\dot{x}_i = u_i - v_i(x_{i-1,a}, x_i)$$

$$\dot{x}_{ia} = v_i(x_{i-1,a}, x_i) - v_{ia}(x_{ia})$$

....

$$\dot{x}_n = u_n - v_n(x_{n-1,a}, x_n)$$

$$\dot{x}_{na} = v_n(x_{n-1,a}, x_n) - v_{na}(x_{na}) \qquad (3.22)$$

Die Terme u_i bezeichnen die Biosyntheseraten der Proenzyme, die Terme v_i sind die kinetischen Gesetze der Aktivierungsreaktionen. Die aktivierten Proenzyme zerfallen mit den Reaktionsgeschwindigkeiten v_{ia}. Durch Verwendung kinetischer Gesetze ist es möglich, auf einfache Weise Rückkopplungsmechanismen zu berücksichtigen. Die Anwendung von Gleichungen dieser Form auf die Enzymkaskaden in der Blutgerinnung wird im nächsten Abschnitt näher behandelt.

4. Simulation von Meßsystemen in der Gerinnungsphysiologie

4.1 Mathematische Beschreibung von Gerinnungsprozessen

Das Blutgerinnungssystem besteht aus Kaskaden von Enzym - Enzym - Reaktionen. Die Enzyme der einzelnen Stufen, die Gerinnungsfaktoren, liegen in inaktiver Form als Proenzyme im Blut vor. Nach der Theorie von Seegers (1950) bilden einige der Proenzyme einen Komplex, den Prethrombinkomplex, der bei der Aktivierung in die Faktoren zerfällt. Nach neuesten Erkenntnissen trifft jedoch die Wasserfalltheorie von MacFarlane (1964) und von Davie und Ratnof (1964) zu, wobei jedoch der Faktor V keine Enzymeigenschaften besitzt, sondern als Kofaktor fungiert.

Dieses Reaktionsschema hat die in Abb. 4.1 dargestellte allgemeine Form, wobei x_i die Proenzymkonzentrationen und x_{ia} die Enzymkonzentrationen der i-ten Stufe bezeichnen. Ein solches Reaktionsschema läßt sich als enzymatischer Verstärker charakterisieren: das Eingangssignal "Gewebsläsion (z.B. Thrombozytenfaktor III)" wird in der Enzymkaskade verstärkt und in das aktivierte Prothrombin der Endstufe umgewandelt.

Bei der Gerinnung wird das Enzym Thrombin aktiviert, das Fibrinogen in Fibrinmonomere spaltet, welche spontan zu einem Gerinnsel aggregieren.

Bei der Hämolyse wird das Proenzym Plasminogen (y_2) in seine aktivierte Form (y_{2a}), die Protease Plasmin, überführt. Plasmin spaltet die Peptidbindungen von Fibrinogen und von Fibrinpoly-

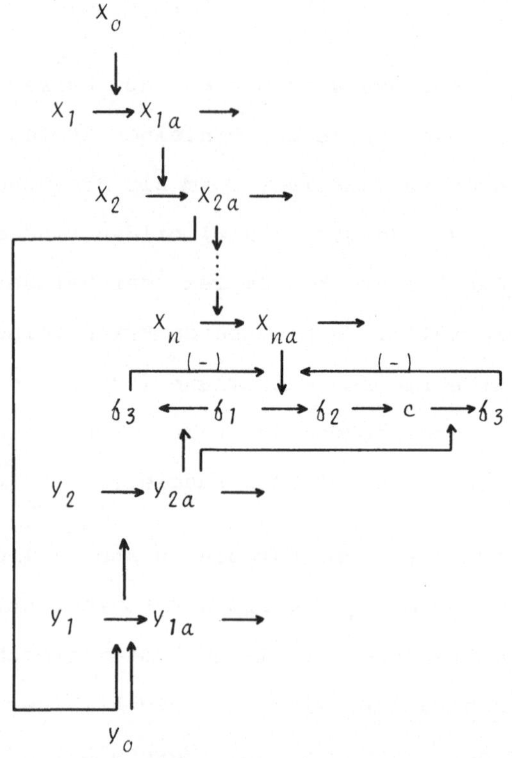

Abb. 4.1. Allgemeines Reaktionsschema der Hämostase und Lyse ohne Differenzierung zwischen exogenem und endogenem System. Das Eingangssignal "Läsion" (Plättchenfaktor III, Gewebefaktor) bewirkt, daß das Enzym Thrombin (x_n) über eine Enzymkaskade aktiviert wird. Thrombin wandelt Fibrinogen (f_1) in Fibrinmonomere (f_2) um, die spontan zu einem Gerinnsel (c) aggregieren.
Die Auflösung von Gerinnseln geschieht durch das Enzym Plasmin (y_{2a}), das ebenfalls durch eine Enzymkaskade aktiviert wird. Die Aktivierung dieser Kaskade wird u.a. durch die Aktivierung der Gerinnungskaskade initiiert. Die bei der Lyse entstehenden Spaltprodukte (f_3) hemmen die Wirkung des Thrombins.

meren. Beide Enzymsysteme werden durch Inhibitoren kontrolliert. Thrombin und der Faktor Xa werden durch Antithrombin III irreversibel gehemmt. Plasmin wird durch α-Antitrypsin irreversibel inaktiviert, beide Enzyme werden reversibel inaktiviert durch das α_2-Makroglobulin, das somit ein Gleichgewicht zwischen Hämostase und Lyse einstellt.

Fibrin und die Spaltprodukte des Fibrinogens und der Fibrinpolymere hemmen die Umwandlung von Fibrinogen in Fibrin durch Thrombin.

Ein kinetisches Modell dieser Enzymkaskaden läßt sich durch Differentialgleichungssysteme der Form Gl. (3.22) allgemein formulieren. Das in Abb. 4.1 dargestellte Reaktionssystem wird durch zwei Kaskadengleichungen der Form (3.22) beschrieben, zu denen noch die Bilanzgleichungen des Fibrinogen - Fibrin - Systems hinzutreten:

$$\dot{f}_1 = -w_1(f_1,x_{na},\ldots) - w_2(f_1,y_{2a},\ldots) + u_f \qquad (4.1a)$$

$$\dot{f}_2 = w_1(f_1,x_{na},\ldots) - w_3(f_2,y_{2a}) \qquad (4.1b)$$

$$\dot{f}_3 = w_2 + w_3 - w_{-3}(f_3) \qquad (4.1c)$$

Fibrinogen (f_1) wird mit der Rate w_1 zu Fibrin umgewandelt, mit der Rate w_2 durch Plasmin gespalten und mit der Rate u_f biosynthetisiert (Gl. 4.1a). Fibrin entsteht mit der Rate w_1 und wird mit der Rate w_3 durch Plasmin gespalten (Gl. 4.1b). Fibrinogen - Fibrin - Spaltprodukte entstehen mit den Raten w_2 und w_3 und werden mit der Rate w_{-3} abgebaut.

Die Punkte in den Klammern sollen andeuten, daß die Umwandlungsraten noch von anderen Substanzen gesteuert werden können.

Das System wird durch die Angabe der Reaktionsgeschwindigkeiten v_i und w_i spezifiziert.

Es werden folgende Reaktionstypen in die Gleichungen eingesetzt:

1. $$v_i = \frac{k_i\, x_{i-1,a}\, x_i}{x_i + K_i} \qquad (4.2a)$$

für eine einfache enzymatische Reaktion,

2. $$v_i = \frac{k_i\, x_{i-1,a}\, x_i}{(x_i + K_i)(1 + x_j/K_j)} \qquad (4.2b)$$

für eine enzymatische Reaktion mit nichtkompetitiver Hemmung durch x_j,

3. $$v_{ia} = -k_{ia}\, x_{ia} \qquad (4.2c)$$

für den Zerfall der aktivierten Spezies, wobei die Reaktionskonstanten k_{ia} noch von der Konzentration der Antikörper abhängen können. Für einen enzymatischen Abbau wird Gl. (4.2a) verwendet.

Eine wichtige Meßgröße des Gerinnungssystems ist die Gerinnungszeit, die entweder durch Beobachtungen geschätzt oder in einem Koagulometer exakt gemessen wird. Die Gerinnungszeit läßt sich über die Größe des Gerinnsels oder durch eine kritische Konzentration der Fibrinmonomere definieren: ein Gerinnsel bildet sich dann, wenn eine kritische Konzentration der Fibrinmonomere überschritten wird. Brass et al. (1976) haben gezeigt, daß die Gerinnselbildung erst einsetzt, wenn eine solche Schwelle überschritten wird.

Im folgenden wird daher die Gerinnungszeit t_c durch

$$f_2(t_c) = c_{krit} \tag{4.3}$$

definiert, wobei c_{krit} eine kritische Konzentration von Fibrinmonomeren bedeutet, die noch von der Dimensionierung des Testansatzes abhängt.

Eine exakte mathematische Formulierung des gesamten Gerinnungssystems ist nicht möglich, da einige Reaktionsmechanismen noch nicht genau genug bekannt sind und sich die zeitlichen Verläufe der aktivierten Spezies nur sehr schwer messen lassen.

Für isolierte Teilsysteme, z.B. Testansätze zur Bestimmung der Aktivität von Faktoren, erhält man jedoch weniger umfangreiche Gleichungssysteme, deren Lösungen sich mit experimentellen Daten vergleichen lassen.

Der hier allgemein formulierte Modellansatz enthält als Spezialfall den Modellansatz von Levine (1966). Für $x_i << K_i$ läßt sich Gl. (4.2a) durch

$$v_i = k_i' \, x_{i-1,a} \, x_i$$

approximieren mit $k_i' = k_i/K_i$. Wenn keine Rückkopplungen betrachtet werden, reduzieren sich die Kaskadengleichungen (3.22) auf die Gleichungen von Levine:

$$\dot{x}_i = k_i' \, x_{i-1,a} \, x_i - k_{ia} \, x_i \; .$$

Die Formulierung der Reaktionsgeschwindigkeiten durch enzymkinetische Ausdrücke erlaubt es, auf einfache Weise Rückkopplungsmechanismen in die Modelle einzubeziehen.

Der enzymatische Charakter der Reaktionen ist außerdem für fast alle Reaktionsschritte des Gerinnungssystems belegt: für viele Faktoren sind die enzymkinetischen Konstanten bestimmt worden (s. auch Abschnitt 4.3).

4.2 Simulation eines neuen Meßverfahrens zur Bestimmung von Humanplasminogen

4.2.1 Problematik

Zur Messung der einzelnen Faktoren benutzt man Teilsysteme des Gerinnungssystems, die den zu messenden Faktor nicht enthalten. Die Reaktion wird durch Zugabe von Patientenplasma, das diesen Faktor enthält, in Gang gesetzt: gemmesen wird die Gerinnungszeit. Ein solches Meßsystem stellt einen enzymatischen Meßverstärker dar. Das Eingangssignal "Konzentration des Faktors y^*" wird über eine Enzymkaskade verstärkt und letztlich in die Meßgröße "Gerinnungszeit" umgewandelt.

Zwischen der Gerinnungszeit t_c, den Konzentrationen des Testansatzes y_i, $i=1,2,..,n$, und der Konzentration y^* besteht allgemein folgende Beziehung:

$$t_c = f(y^*, y_1, \ldots, y_n) \quad . \tag{4.4}$$

Die Größen y_i weisen Variationen auf, bedingt durch

1. das Herstellungsverfahren des Testansatzes,
2. durch die "Verunreinigung" des Ansatzes durch das Humanplasma, das ebenfalls die Komponenten des Testansatzes enthält.

An ein geeignetes Meßsystem muß daher die Forderung gestellt werden, von den Variationen der y_i möglichst unabhängig zu sein. Die Simulation von Meßverfahren hat also letztlich zum Ziel, Parameterbereiche zu ermitteln, für die diese Forderung erfüllt ist.

Ein wichtiges Teilziel auf diesem Wege ist die Entwicklung von mathematischen Modellen der Reaktionsmechanismen der Testansätze.

4.2.2 Das Plasminogen-Meßsystem

Plasminogen ist die inaktive Form des Plasmins. Die Aktivierung erfolgt in vivo über eine Enzymkaskade ähnlich der Gerinnungskaskade. Plasminogen hat die Eigenschaft, mit Streptokinase einen Komplex zu bilden, den sogenannten Aktivator. Dieser Aktivator wandelt Plasminogen in Plasmin um.
Während die Aktivatorbildung mit Streptokinase streng spezifisch für Humanplasminogen ist, wirkt der Aktivator unspezifisch auf Plasminogen verschiedener Herkunft, z.B. auch auf Rinderplasminogen.
Deshalb ist es möglich, mit Hilfe von Rinderplasminogen einen enzymatischen "Meßverstärker" für Humanplasminogen zu bauen (Jacobi et al., 1976).
Der Aktivator wandelt Rinderplasminogen in Rinderplasmin um: das Rinderplasminogen ist der Verstärker des Testansatzes (s. Abb. 4.2). Die Aktivität des Rinderplasminogens ist einfach zu messen durch den inhibierenden Effekt der Fibrinogen - Fibrin - Spaltprodukte (FSP) auf die Gerinnselbildung: nach einer bestimmten Inkubationszeit (in der Größenordnung von einigen Minuten) wird dem Ansatz, bestehend aus Rinderplasminogen, Rinderfibrinogen, Streptokinase und Humanplasminogen, Thrombin zugegeben. Die Gerinnungszeit ist umso länger, je mehr Spalt-

produkte vorhanden sind und somit eine Funktion des zu messenden Humanplasminogens.

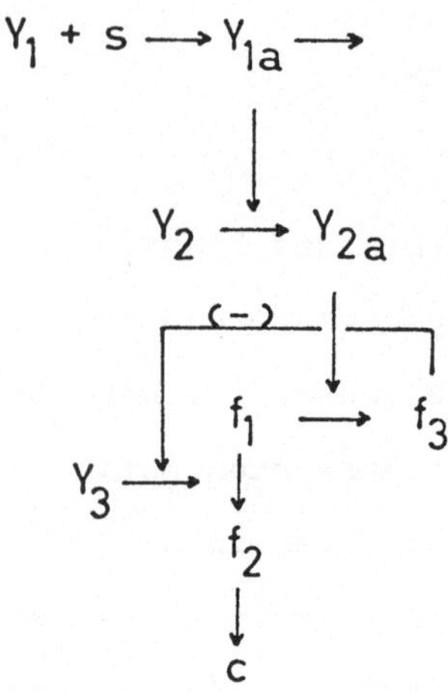

Abb. 4.2. Reaktionsschema des Plasminogen-Meßsystems. Humanplasminogen (y_1) bildet mit Streptokinase (s) einen Aktivator (y_{1a}), der Rinderplasminogen (y_2) in Rinderplasmin (y_{2a}) umwandelt. Rinderplasmin spaltet im Testansatz das vorhandene Rinderfibrinogen (f_1), und es entstehen Spaltprodukte (f_3). Nach einer Inkubationszeit von einigen Minuten wird Thrombin (y_3) zugegeben und die Gerinnungszeit gemessen. Die Spaltprodukte hemmen die Gerinnselbildung, so daß die Gerinnungszeit von der Humanplasminogenkonzentration abhängt.

4.2.3 Mathematisches Modell des Meßsystems

Das in Abb. 4.2 dargestellte Reaktionsschema wird durch das folgende Gleichungssystem dargestellt, wobei die Bezeichnungen gelten:

y_1 : Humanplasminogen

y_{1a} : Aktivator (Humanplasminogen - Streptokinase - Komplex)

y_2 : Rinderplasminogen

y_{2a} : Rinderplasmin

y_3 : Thrombin

f_1 : Fibrinogen

f_2 : Fibrin

f_3 : Fibrinogen - Fibrin - Spaltprodukte .

$$\dot{y}_1 = -k_1 y_1 \tag{4.5}$$

$$\dot{y}_{1a} = k_1 y_1 - k_a y_{1a} \tag{4.6}$$

$$\dot{y}_{2a} = \frac{k_2\, y_{1a}\, y_2}{y_2 + K_2} \tag{4.7}$$

$$\dot{f}_1 = -\frac{k_3\, y_{2a}\, f_1}{f_1 + K_3} - I(t_{ink}) \frac{y_3\, k_4\, f_1}{(f_1 + K_4)(1 + f_3/K_I)} \tag{4.8}$$

$$\dot{f}_2 = I(t_{ink}) \frac{y_3\, k_4\, f_1}{(f_1 + K_4)(1 + f_3/K_I)} \tag{4.9}$$

$$y_{2a} + y_2 = \text{const} = y_{20} \tag{4.10}$$

$$f_1 + f_2 + f_3 = \text{const} = f_0 \tag{4.11}$$

$$I(t_{ink}) = \begin{cases} 0 , & t < t_{ink} \\ 1 , & t \geqq t_{ink} \end{cases}$$

Gleichung (4.5) beschreibt die Bildung des Aktivators aus Humanplasminogen und Streptokinase. Da Streptokinase im Überschuß zugegeben wird, läßt sich die Kinetik durch eine Reaktion 1. Ordnung beschreiben.

Gleichung (4.6) beschreibt Produktion und Zerfall des Aktivators.

Gleichung (4.7) beschreibt die Umwandlung von Rinderplasminogen in Rinderplasmin. Diese Reaktion ist die eigentliche Verstärkerreaktion des Testansatzes.

Die Aktivierung des Rinderplasminogens (Gln. 4.5 - 4.7) verläuft "schnell" im Vergleich zur Lyse des Fibrinogens und der Gerinnselbildung, so daß man für analytische Lösungen das langsame und das schnelle System getrennt rechnen kann. Während der Inkubationszeit wird Fibrinogen durch Rinderplasmin gespalten (1. Term der Gl. 4.8). Durch Zugabe von Thrombin (y_3) nach der Inkubationszeit wird Fibrinogen zusätzlich in Fibrin umgewandelt (2. Term der Gl. 4.8). Dieser Prozess wird dargestellt durch die Funktion $I(t_{ink})$.

Die Umwandlung von f_1 in f_2 wird durch die FSP gehemmt: diese Hemmung wird durch ein enzymkinetisches Modell mit nichtkompetitiver Hemmung beschrieben.
Wegen struktureller Ähnlichkeiten zwischen den FSP und Fibrinogen liegt es zunächst nahe, eine kompetitive Hemmung anzunehmen. Das würde jedoch bedeuten, daß der Effekt der Hemmung durch die FSP bei hohen Fibrinogenkonzentrationen immer kleiner wird. Da dieser Effekt auch bei hohen Fibrinogenkonzentrationen nicht verschwindet, wurde der nichtkompetitvie Hemmungstyp angenommen. Dabei ist es für die mathematische Beschreibung unerheblich, ob die FSP direkt mit der Polymersisation interferieren oder das Enzym Thrombin hemmen.
Die Gleichungen (4.10) und (4.11) sind die Erhaltungssätze für das Rinderplasminogen und das Fibrinogen - Fibrin - System.

4.2.4 Näherungslösungen

4.2.4.1 Trennung nach Zeit- und Konzentrationsbereichen

Die Lösungen des Differentialgleichungssystems (Gln. 4.5 - 4.11) lassen sich nicht mehr in expliziter Form angeben. Es ist jedoch möglich, Näherungslösungen zu gewinnen, aus denen sich die Gerinnungszeit als Funktion der Parameter des Testansatzes ableiten läßt.
Voraussetzung für die analytische Behandlung des Systems ist die Trennung des Systems nach Zeitbereichen: Es werden zwei Sub-

systeme unterschieden, die auf verschiedenen Zeitebenen operieren.

1. Ein schnelles Subsystem (Gln. 4.5 - 4.7), das die Aktivierung des Rinderplasminogens umfaßt.
2. Ein langsames Subsystem (Gln. 4.8 und 4.9), das die enzymatische Spaltung des Fibrinogens durch Plasmin und Thrombin umfaßt.

Die charakteristischen Zeiten des schnellen Subsystems liegen in der Größenordnung von 1 sec und kleiner, die des langsamen Subsystems liegen in der Größenordnung von Minuten.
Damit lassen sich die Systeme separieren: zuerst wird das schnelle Subsystem gelöst. Die asymptotischen Lösungen dieses Systems (für $t \to \infty$) werden als Konstanten in das langsame Subsystem eingesetzt, welches sukzessive in den Zeitintervallen $0 \leqq t \leqq t_{ink}$ und $t > t_{ink}$ gelöst wird. Man erhält analytische Lösungen in den zwei Konzentrationsbereichen

I $\quad y_2 << K_2, \quad f_1 << K_3, \quad f_1 << K_4$

II $\quad y_2 >> K_2, \quad f_1 >> K_3, \quad f_1 >> K_4$.

4.2.4.2 Lösungen für niedrige Konzentrationen des Testansatzes

Die Lösung von Gl. (4.5)

$$y_1(t) = y_{10}\, e^{-k_1 t} \tag{4.12}$$

wird eingesetzt in Gl. (4.6) mit der Lösung

$$y_{1a}(t) = \frac{k_1 y_{10}}{k_a - k_1} (e^{-k_1 t} - e^{-k_a t}) \tag{4.13}$$

(4.13) wird eingesetzt in Gl. (4.7). Zusammen mit Gl. (4.10) folgt:

$$y_{2a}(t) = y_{20}\left(1 - e^{-\frac{k_2 y_{1o}}{K_2\, k_a}\, e^{-\frac{k_2 k_1 y_{1o}}{K_2 (k_a - k_1)}\left(\frac{e^{-k_a t}}{k_a} - \frac{e^{-k_1 t}}{k_1}\right)}}\right) \qquad (4.14)$$

Die asymptotische Lösung ist

$$y_{2o}(t \to \infty) = y_{2o}\left(1 - e^{-\frac{k_2 y_{1o}}{K_2\, k_a}}\right) \qquad (4.15)$$

Der Verstärkungsfaktor der Kaskade ist definiert durch

$$g = \frac{y_{2a}(t \to \infty)}{y_{1o}} = \frac{y_{2o}}{y_{1o}}\left(1 - e^{-\frac{k_2}{K_2 k_a}\, y_{1o}}\right) \qquad (4.16)$$

Die folgende Tabelle enthält einige Zahlenbeispiele für $y_{2o} = 1.75\ \mu$ M und $y_{1o} = 0.015\ \mu$ M.

Tabelle 4.1. Verstärkungsfaktor des Plasminogen Messystems

$\frac{k_2}{K_2\, k_a}$	1	10	100
g	1.7	16	91

Für das langsame System ergeben sich die Lösungen

$$f_1(t) = f_o\, e^{-\frac{k_3}{K_3}\, y_{2a} t} \qquad 0 \leqq t \leqq t_{ink} \qquad (4.17)$$

$$f_3(t) = f_O - f_1(t) \qquad O \leqq t \leqq t_{ink} \qquad (4.18)$$

Für $t > t_{ink}$ erhält man

$$f_1(t) = f_1(t_{ink})\, e^{-A\,(t - t_{ink})} \qquad (4.19)$$

$$f_2(t) = \frac{f_1(t_{ink})\, v_{Tr}}{K_4\left(1 + \frac{f_3(t_{ink})}{K_I}\right)} \; \frac{1}{A} \left(1 - e^{-A\,(t - t_{ink})}\right) \qquad (4.20)$$

mit

$$A = \frac{k_3\, y_{2a}}{K_3} + \frac{v_{Tr}}{K_4\left(1 + \frac{f_3(t_{ink})}{K_I}\right)} \qquad (4.21)$$

$$v_{Tr} = k_4\, y_3 \qquad (4.22)$$

$$f_1(t_{ink}) = f_O\, e^{-\frac{k_3\, y_{2a}}{K_3}\, t_{ink}} \qquad (4.23)$$

$$f_3(t_{ink}) = f_O - f_1(t_{ink}) \qquad (4.24)$$

Dabei wurde der weitere Zuwachs von FSP vernachlässigt, d. h. im Bereich $t > t_{ink}$ wurde mit konstantem $f_3 = f_3(t_{ink})$ gerechnet.

Aus Gl. (4.2) läßt sich eine Formel für die Gerinnungszeit t_g ableiten gemäß Gl. (4.3):

$$t_g = \frac{1}{A} \ln\left(\frac{1}{\frac{f_1(t_{ink})\, v_{Tr}}{K_4(1 + f_3(t_{ink})/K_I} \; A - c_{krit}}\right) \qquad (4.25)$$

Aus Gl.(4.25) liest man die folgende Bedingung für die Nichtgerinnbarkeit des Testansatzes ab:
Der Testansatz ist nicht mehr gerinnbar, wenn

$$\frac{f_1(t_{ink})\ v_{Tr}}{\frac{K_4 k_3 y_{2a}}{K_3}\left(1+\frac{f_3(t_{ink})}{K_I}\right) + v_{Tr}} \leqq c_{krit} \qquad (4.26)$$

Im Grenzfall hoher Thrombinkonzentrationen $(v_{Tr} \rightarrow \infty)$ folgt daraus

$$f_1(t_{ink}) \leqq c_{krit} \qquad (4.27)$$

Dieses Ergebnis bestätigt die Rechnung, da es besagt, daß am Ende der Inkubationszeit mindestens noch Fibrinogen größer oder gleich der kritischen Konzentration c_{krit} vorhanden sein muß, damit der Ansatz gerinnt.
Da Gl. (4.25) nicht sehr übersichtlich ist, wurde eine Näherungsformel berechnet durch Linearisierung der Exponentialfunktionen in Gl. (4.20).:

$$t_g = \frac{c_{krit}\ K_4}{v_{Tr}\ f_0} \left(1 + C\frac{f_0}{K_I}\ y_{10} y_{20}\ t_{ink}\right)\left(1 + C\ y_{20}\ y_{10}\ t_{ink}\right) \qquad (4.28)$$

mit $C = \dfrac{k_3\ k_2}{K_3\ K_2\ k_a}$

Gl.(4.28) zeigt , daß im Falle kleiner Konzentrationen die Verlängerung der Gerinnungszeit durch zwei Effekte bewirkt wird.

1. Hemmung des Thrombins durch die FSP (1. Term)
2. Abnahme von Fibrinogen im Testansatz (2. Term)

Die Eichkurve hängt in diesem Konzentrationsbereich in nichtlinearer Weise ab vom Humanplasminogen (y_{10}) und der Inkubationszeit t_{ink}. Sie reagiert äußerst empfindlich auf Änderungen der Reagenzkonzentrationen f_o und y_{20}.

4.2.4.3 Lösungen für hohe Konzentrationen des Testansatzes

Für $y_2 >> K_2$, $f_1 >> K_3$, $f_1 >> K_4$ wird das Gleichungssystem linear und besitzt einfache Lösungen:

$$y_{2a}(t) = \frac{k_1 k_2 y_{10}}{k_a - k_1} \left(\frac{e^{-k_a t}}{k_a} - \frac{e^{-k_1 t}}{k_1} \right) + \frac{k_2 y_{10}}{k_a} \tag{4.29}$$

$$y_{2a}(t \to \infty) = \frac{k_2 y_{10}}{k_a} \tag{4.30}$$

$$f_2(t) = \frac{v_{Tr}}{1 + \frac{f_3(t_{ink})}{K_I}} \qquad t \geqq t_{ink} \tag{4.31}$$

mit

$$f_3(tink) = k_3 \; y_{2a} \; t_{ink}$$

Aus (4.31) berechnet sich die Gerinnungszeit zu

$$t_g = \frac{c_{krit}}{v_{Tr}} \left(1 + \frac{k_3\, k_2}{K_I\, k_a}\, y_{10}\, t_{ink}\right) \tag{4.32}$$

In diesem Konzentrationsbereich hängt die Eichkurve linear ab vom Humanplasminogen y_{10}. Die Steigung der Eichkurve wird von der Inkubationszeit t_{ink} bestimmt. Variationen in den Konzentrationen des Testansatzes haben keinen Einfluß mehr auf die Eichkurve.

4.2.4.4 Folgerungen

Gln. (4.28 und 4.32) geben Aufschluß über den qualitativen Verlauf der Gerinnungszeit bei Verdünnung des Reagenzes. Da bei der Verdünnung das Verhältnis von f_o zu y_{20} konstant bleibt, werden beide Konzentrationen durch eine Variable, x, beschrieben. Die Gerinnungzeit als Funktion von x ist dann gegeben durch

$$t_g = \begin{cases} \frac{a}{x} + b + c\,x + d\,x^2 & \text{kleine Konzentrationen} \\ \text{const} & \text{hohe Konzentrationen} \end{cases} \tag{4.33}$$

wobei a, b , c und d Konstanten sind.
Aus (4.33) liest man den folgenden Verlauf ab:
bei hohen Konzentrationen bleibt die Gerinnungszeit konstant und nimmt zunächst ab mit abnehmender Konzentration des Ansatzes, um für sehr kleine Konzentrationen wieder stark anzuwachsen.

Diese Voraussagen konnten bestätigt werden durch Experimente und durch die Ergebnisse der Simulationsrechnungen (s. nächsten Abschnitt).

4.2.5 Simulation

Da die Näherungslösungen nur gelten in extremen Konzentrationsbereichen und für die interessierenden Zwischenbereiche keine analytische Lösungen existieren, wurden Simulationsrechnungen durchgeführt, um Eichkurven zu erstellen für unterschiedliche Parametersätze des Testansatzes.
Zur Erstellung einer Eichkurve löst das entsprechende Computerprogramm die Gleichungen für jeden Wert y_{10} und berechnet die Gerinnungszeit, d. h. das Programm stoppt, wenn die kritische Konzentration der Fibrinmonomere erreicht ist.
Je nach Bedarf können auch die zeitlichen Verläufe der Konzentrationen ausgegeben werden.
Das Programm erlaubt einen begrenzten Dialog mit dem Benutzer, der vor jedem Lauf einen neuen Parametersatz eingeben kann.

4.2.5.1 Zeitlicher Verlauf der Konzentrationen

Abb. 4.3 zeigt die Verlaufskurven von Fibrinogen und Fibrin für kleine (1), mittlere (2) und hohe (3) Konzentrationen von Humanplasminogen. Die Inkubationszeit beträgt 3 Minuten. Der Computerlauf wird beendet, wenn die Fibrinmonomere die kritische Konzentration c_{krit} erreicht haben. Das entspricht experimentell der Messung der Gerinnungszeit in einem Koagulometer: das Gerät stoppt die Zeit, bis sich Fibrinpolymere zwischen den Elektroden ausgebildet haben.

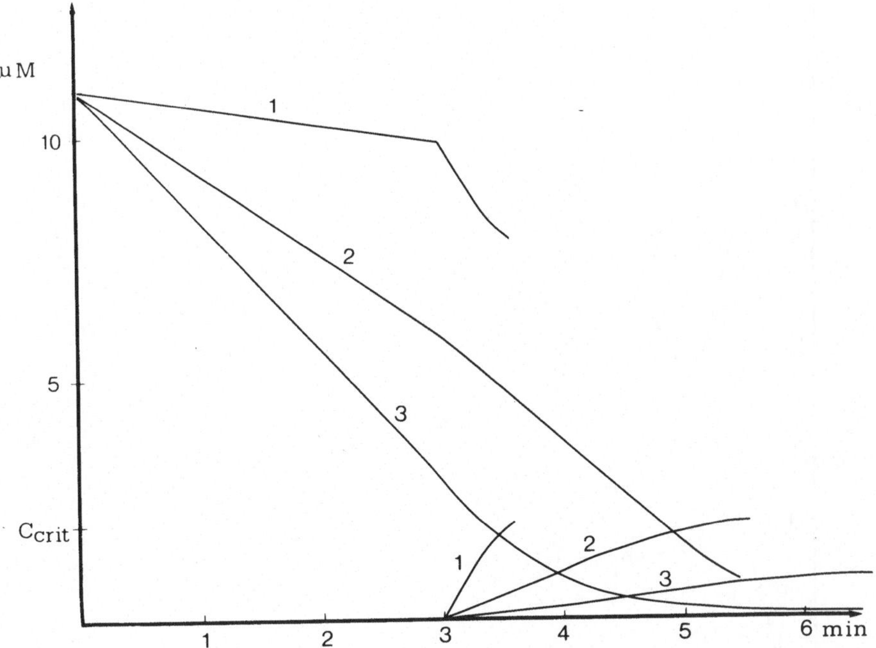

Abb. 4.3. Verlaufskurven von Fibrinogen (obere Kurven) und Fibrin (untere Kurven) für kleine (1), mittlere (2) und hohe (3) Konzentrationen von Humanplasminogen. Nach einer Inkubationszeit von 3 Minuten wird Thrombin zugegeben.

Die oberen Kurven sind die Verlaufskurven des Fibrinogens: Während der Inkubationszeit nimmt das Fibrinogen ab durch die Spaltung durch Rinderplasmin. Der Verlauf des Fibrins nach der Zugabe von Thrombin (untere Kurven) hängt dann ab von der noch vorhandenen Fibrinogenmenge und von den Spaltprodukten.
Abb. 4.4 zeigt den zeitlichen Verlauf der Komponenten des "schnellen" Systems (Humanplasminogen, Rinderplasminogen, Aktivator). Während Humanplasminogen und Aktivator verschwinden, erreicht die Rinderplasminogenkonzentration asymptotisch einen konstanten Wert. Die Verlaufskurve des Rinderplasminogens wurde

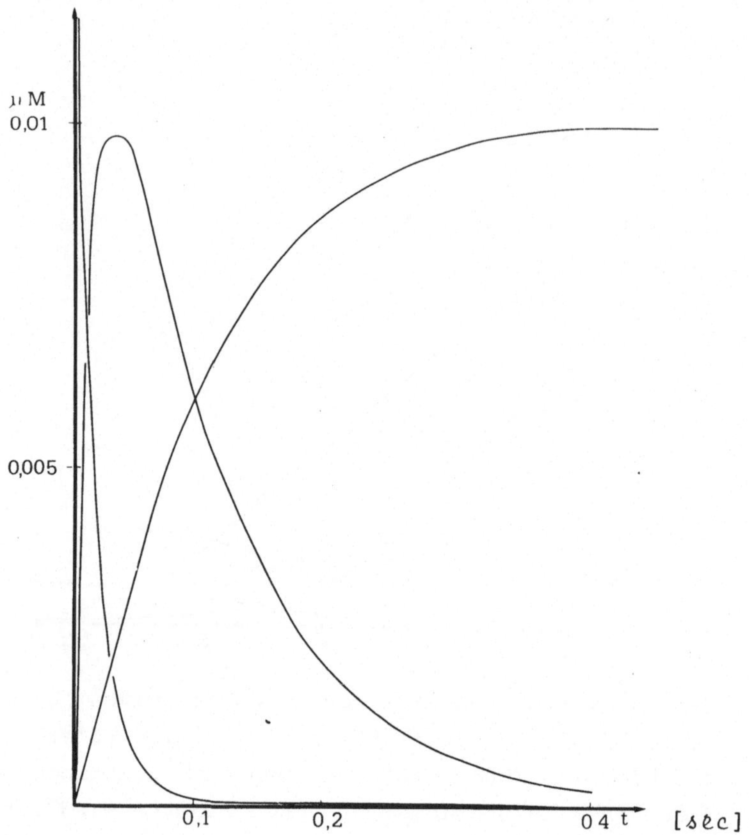

Abb. 4.4. Verlaufskurven von Humanplasminogen (exponentiell fallende Kurve), Aktivator (mittlere Kurve) und Rinderplasminogen. Die Verlaufskurve des Rinderplasminogens ist im Maßstab 1:10 verkleinert.

im Maßstab 1:10 verkleinert: das Eingangssignal "Humanplasminogen" wird also ungefähr 10-fach verstärkt.

4.2.5.2 Eichkurven

Durch Verdünnung der Patientenplasmaprobe, die das zu messende Humanplasminogen enthält, werden die Störungen durch "verunreinigung" durch die Probe klein gehalten. Die Verunreinigung besteht darin, daß die Probe ebenfalls Fibrinogen und Spaltprodukte enthält.

Experimentell wird folgendermaßen vorgegangen: die Probe aus Standardhumanplasma wird vorverdünnt zum Beispiel im Verhältnis 1:20. Von dem vorverdünnten Humanplasma wird eine Verdünnungsreihe hergestellt, und die entsprechenden Gerinnungszeiten werden gemessen. Dabei wird der 1. Wert der Verdünnungsreihe als 100 % Wert definiert.

Abb. 4.5 zeigt einige vom Computer erzeugte Eichkurven für verschiedene Testansätze. Die Parametersätze dieser Eichkurven sind in Tabelle 4.2 zusammengefaßt.

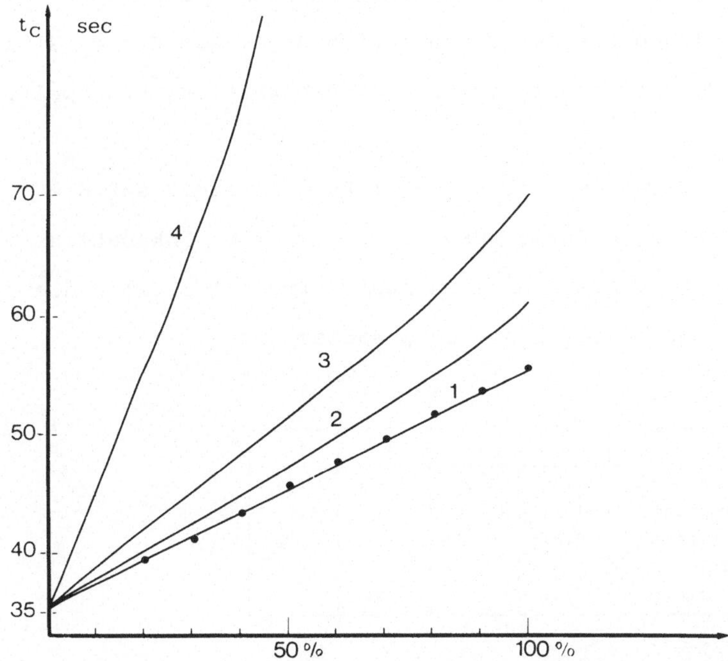

Abb. 4.5. Abhängigkeit der Eichkurve von den Parametern des Testansatzes (s. Text). Die Punkte stellen Meßwerte dar.

Die Eichkurven (1) und (4) unterscheiden sich nur durch die Vorverdünnung des Humanplasmas. Bei Kurve (1) entspricht der 100 % Wert einer Verdünnung von 1:100, bei Kurve (4) einer Verdünnung von 1:20. Bei der Verdünnung von 1:20 ist die Verstärkung bereits so groß, daß für den 100 % Wert die kritische Konzentration der Fibrinmonomere nicht mehr erreicht wird: Die Gerinnungszeit wird unendlich. Diese Vorhersage konnte experimentell bestätigt werden.
Eine höhere Verdünnung, z. B. 1:500 bewirkt, daß die Eichkurve nur noch sehr flach verläuft (hier nicht gezeigt), so daß bei der gewählten Inkubationszeit von 3 Minuten eine Verdünnung in der Größenordnung von 1:100 optimal erscheint.
Die Variation des Rinderplasminogens hat in diesem Bereich nur einen geringen Einfluß auf die Eichkurve, was Kurve (2) zeigt: Hier wurde die Rinderplasminogenkonzentration verdoppelt.

Kurve (3) zeigt den Effekt der Inkubationszeit auf die Eichkurve: Diese Kurve resultiert aus einer Inkubationszeit von 5 Minuten. Die Punkte auf der Kurve (1) stellen die Meßwerte des endgültigen Testansatzes dar.

Eichkurve	1	2	3	4
Rinderplasminogen	1.75	3.5	1.75	1.75
Rinderfibrinogen	11.1	11.1	11.1	11.1
Humanplasminogen (100% Wert)	0.015	0.015	0.015	0.75
Inkubationszeit	3.	3.	5.	3.

Tabelle 4.2: Konzentrationen und Inkubationszeiten des Plasminogenmessystems(Angaben in µ M und Minuten)

4.2.5.3 Effekt der Verdünnung des Reagenzes

Da das Reagenz Rinderplasminogen und Rinderfibrinogen enthält, wurde der Einfluß der Verdünnung des Reagenzes auf die Gerinnungszeit bei konstanter Humanplasminogenkonzentration untersucht. Das Experiment wurde zunächst simuliert mit einem Parametersatz, der aus anderen Experimenten geschätzt wurde.
Erst danach wurde das Experiment selbst durchgeführt.
Abb. 4.6 zeigt die simulierte Kurve und die experimentell bestimmte Kurve. Beide Kurven zeigen denselben Verlauf: einen Abfall der Gerinnungszeit bei mittleren Verdünnungen und einen Anstieg bei sehr hohen Verdünnungen.

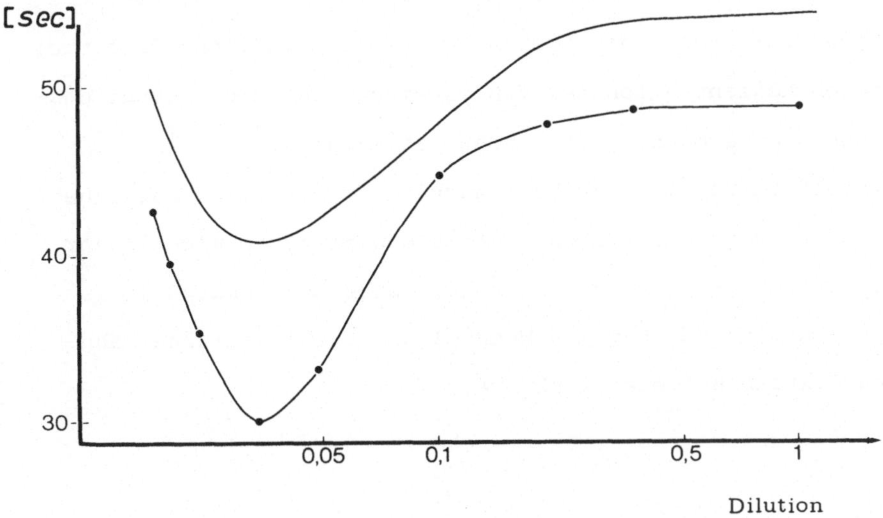

Abb. 4.6. Die Gerinnungszeit als Funktion der Verdünnung des Reagenzes (semilogarithmische Auftragung).
Obere Kurve: vorhergesagt durch Simulation;
Untere Kurve: experimentell bestimmt.

Der Abfall der Gerinnungszeit läßt sich folgendermaßen deuten: werden Fibrinogen und Rinderplasminogen gleichzeitig verdünnt, so treten zwei Effekte auf. Bei geringerer Plasminogenkonzentration werden weniger Spaltprodukte erzeugt, so daß die Hemmung von Thrombin verringert wird, d.h. die Gerinnungszeit wird zunächst kleiner.
Bei sehr kleinen Verdünnungen steigt die Gerinnungszeit wegen der Verarmung an Substrat wieder an, und der Ansatz wird schließlich ungerinnbar, weil die Fibrinogenkonzentration zu klein wird.

4.2.6 Diskussion

Bei einer Verdünnung des Humanplasminogens von 1:100 und einer Inkubationszeit von 3 min hat die Variation des Reagenzes nur geringen Einfluß auf die Eichkurve. Als empfindliche Parameter in diesem Konzentrationsbereich erweisen sich die Inkubationszeit und die Verdünnung des Humanplasminogens.
Eine Verlängerung der Inkubationszeit bewirkt nicht nur eine größere Steigerung der Eichkurve: sie wird zudem nichtlinear. Dadurch wird das Plasminogen in der Probe überschätzt.
Eine kleiner Verdünnung des Humanplasminogens hat einen ähnlichen Einfluß auf die Eichkurve.

4.3 Kinetik eines Testansatzes zur Bestimmung von Heparin

4.3.1 Testprinzip

In diesem Abschnitt wird eine Bestimmungsmethode von Heparin analysiert, die auf der progressiven irreversiblen Hemmung des Faktors Xa durch Antithrombin III (ATIII) beruht. Die Kinetik dieses Testansatzes wurde von Trobisch et al. (1980) und von Klasing et al. (1980) untersucht.

Unter Heparin wird die progressive Hemmung durch ATIII um etwa eine Größenordnung beschleunigt. Die Aktivität des Faktors Xa läßt sich durch das chromogene Substrat S2222 bestimmen.

Der Test läuft in zwei Stufen ab:

1. Inkubation von FXa mit ATIII, das mit Heparin vorinkubiert wird:

$$FX_a + ATIII \xrightarrow[k]{} FX_a\,ATIII + FXa .$$

2. Messung der Maximalgeschwindigkeit der Reaktion

$$FXa + S2222\text{-}pNa \longrightarrow FXa\text{-}pNa + Rest .$$

(pNa = Paranitroanilin)

4.3.2 Mathematisches Modell

Bezeichnungen:

x_1 : Faktor Xa

x_2 : ATIII

h : Heparin

s : S222-pNa

k_i : Reaktionskonstanten

t_{ink}: Inkubationszeit der Reaktion 1

x_{10}, x_{20}: Anfangskonzentrationen

Für die Hemmung des Faktors Xa durch ATIII wird eine irreversible bimolekulare Reaktion angenommen:

$$\dot{x}_1 = -k_1 x_1 x_2 \tag{4.34}$$

$$\dot{x}_2 = -k_1 x_1 x_2 \tag{4.35}$$

Wegen $\dot{x}_1 - \dot{x}_2 = 0$ gilt $x_1 - x_2 = C = const$ für alle t.

Daraus folgt insbesondere:

$$C = x_{10} - x_{20} \quad . \tag{4.36}$$

Damit erhält man die nichtlineare Differentialgleichung

$$\dot{x}_1 = -k_1 x_1 (x_1 - C) \tag{4.37}$$

mit der Anfangsbedingung

$$x_1(t=0) = x_{10}$$

und der Lösung

$$x_1(t) = \frac{x_{10} - x_{20}}{1 - \frac{x_{20}}{x_{10}} e^{-k_1(x_{10} - x_{20})\,t}} \quad . \tag{4.38a}$$

Für $x_{10} = x_{20}$, d.h. für C = O ist

$$x_1(t) = \frac{1}{1/x_{10} + k_1 t} \quad . \tag{4.38b}$$

Die asymptotischen Lösungen sind

$$x_1(t \to \infty) = \begin{cases} x_{10} - x_{20} & \text{für } x_{10} > x_{20} \\ 0 & \text{für } x_{10} \leqq x_{20} \end{cases} \tag{4.39}$$

Die Reaktion 2 läuft nach einem Michaelis-Menten Mechanismus ab, wobei die K_m von ATIII nicht beeinflußt wird (s. dazu 4.3.3).

$$v = \frac{V_{max}\, s}{K_m + s} \tag{4.40}$$

mit $V_{max} = k_2 x_1(t_{ink})$.

Für die Reaktionsbeschleunigung durch Heparin wird folgender Ansatz gemacht:

$$k_1 = k_{10}(1 + a\,h) \quad . \tag{4.41}$$

Der empirische Faktor a beschreibt das Ausmaß der Reaktionsbeschleunigung durch Heparin.

k_{10} bezeichnet die Reaktionskonstante der Reaktion 1 ohne Heparin.

Damit besteht zwischen der Meßgröße V_{max} und der zu bestimmenden Heparinkonzentration der folgende Zusammenhang:

$$V_{max} = \frac{k_2(x_{10}-x_{20})}{1 - \frac{x_{20}}{x_{10}} e^{-k_{10}(1+ah)(x_{10}-x_{20}) t_{ink}}} \tag{4.42}$$

$$h = - \frac{\ln(\frac{x_{10}}{x_{20}}(1 - \frac{k_2(x_{10} - x_{20})}{V_{max}}))}{a\, k_{10}(x_{10} - x_{20})\, t_{ink}} - \frac{1}{a} \,. \tag{4.43}$$

Für kleine Inkubationszeiten erhält man aus Gl. (4.43) durch Linearisierung des Exponentialterms:

$$h = \frac{k_2\, x_{10}}{a\, k_{10}\, x_{20}\, t_{ink}} \frac{1}{V_{max}} - \frac{1}{a\, x_{20}\, k_{10}\, t_{ink}} - \frac{1}{a} \,. \tag{4.44}$$

Folgerungen:

1. Der Test ermöglicht die Bestimmung von Heparin (G. 4.42).
2. Bei kleinen Inkubationszeiten besteht ein linearer Zusammenhang zwischen der Heparinkonzentration im Testansatz und $1/V_{max}$, wobei die Steigung der Eichkurve durch die experimentellen Parameter x_{10}, x_{20} und t_{ink} bestimmt ist.

4.3.3 Vergleich mit experimentellen Daten und Schätzen von Parametern

K_M und V_{max} wurden nach der Methode der kleinsten Quadrate geschätzt, wobei Gl. (4.40) zugrundegelegt wurde. Üblicherweise werden die Parameter aus der Geradengleichung geschätzt, die man erhält, wenn 1/s als Funktion von 1/v dargestellt wird (Lineweaver-Burk Plot). Tabelle 4.3 zeigt für ein Beispiel, daß durch die linearisierende Transformation K_M überschätzt wird.

K_M	Methode
0.503	Anpassung an Gl. (4.40)
0.61	Anpassung an die Gerade $\frac{1}{v} = \frac{K_M}{V_{max}} \frac{1}{s} + \frac{1}{V_{max}}$
0.68	Graphisch

Tabelle 4.3

Abb. 4.7 zeigt die Reaktionsgeschwindigkeit in Abhängigkeit vom Substrat s bei zwei verschiedenen Konzentrationen von FXa. Die Punkte stellen Meßwerte dar, die Kurven sind berechnet durch Anpassung an Gleichung (4.40).

Die Konstante K_m ist unter verschiedenen experimentellen Bedingungen reproduzierbar. Aus 8 verschiedenen Experimenten bei unterschiedlichen FXa und ATIII Konzentrationen erhält man einen mittleren Wert von $K_m = 0.54$ mit einer Standardabweichung von $s = 0.02$.

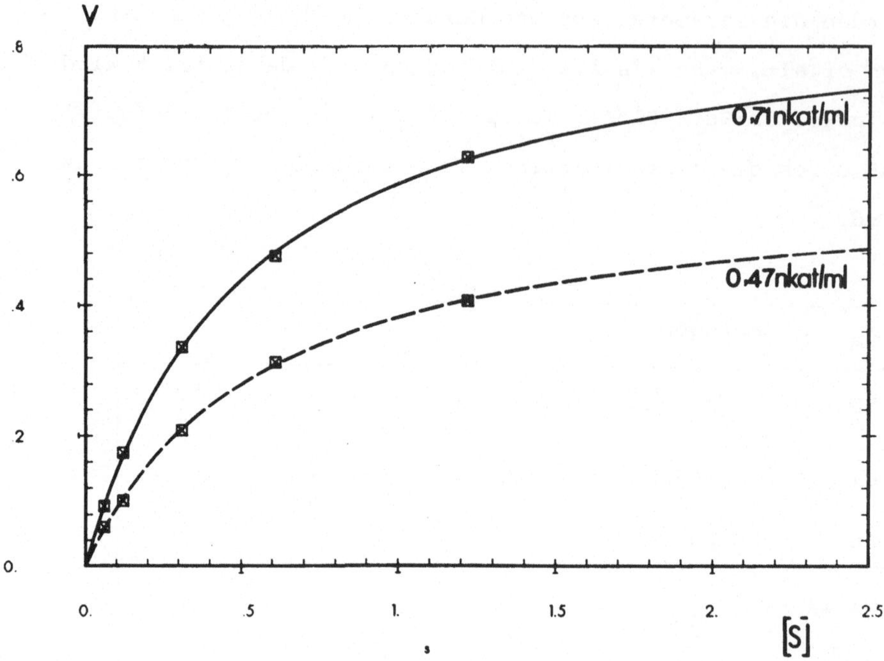

Abb. 4.7. Die Geschwindigkeit der Reaktion 2 in Abhängigkeit vom Substrat bei zwei verschiedenen FXa Konzentrationen (Daten von Klasing 1980). Konzentrationsmaßstab: µM/ml, Geschwindigkeit v in µM/ml/min.

Der zeitliche Verlauf der progressiven Hemmung wurde von Klasing (1980) bei verschiedenen Heparinkonzentrationen gemessen. Abb. 4.8 zeigt einen solchen Verlauf. Die Kurve wurde durch Anpassung an Gl. (4.42) berechnet.

In diesem Experiment ist die ATIII Konzentration höher als die FXa Konzentration, d.h. $x_{20} > x_{10}$. Damit fällt die FXa Aktivität auf Null ab.

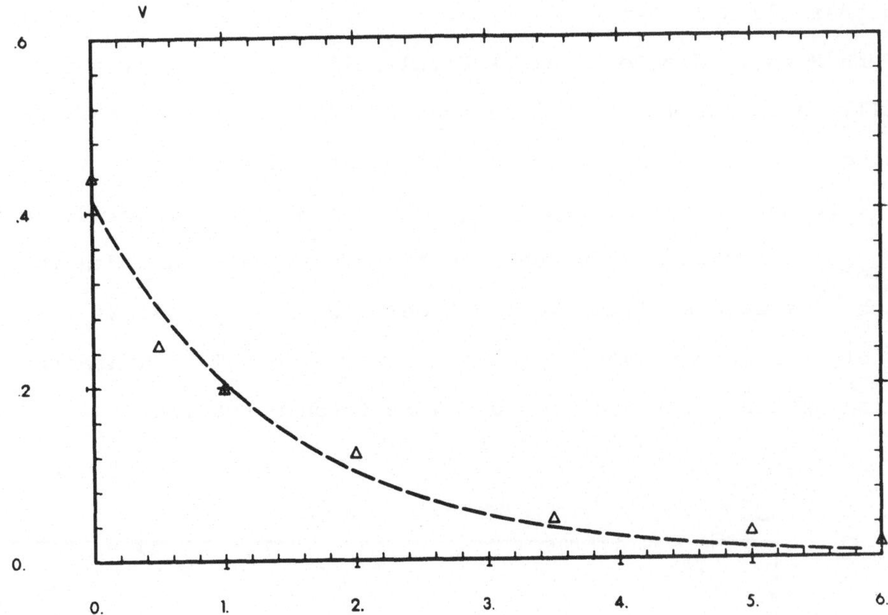

Abb. 4.8. Progressive Hemmung der Fxa Aktivität durch ATIII und Heparin für folgende experimentelle Bedingungen: FXa Aktivität: 0.47 ncat, Heparin: 0.01 Testeinheiten, ATIII 0.025 nM+ml, Reaktionsgeschwindigkeit v in ΔE/min (Extinktionsänderung/min), Zeitmaßstab in min.

Der Kurvenverlauf ist optisch von einem rein exponentiellen Verlauf, der einer monomolekularen Reaktion entspricht, schlecht zu unterscheiden. Die Anpassung an die Funktion $y = a\,e^{-b\,t}$ liefert jedoch größere Abweichungen und weist für große Werte von t systematische Abweichungen auf.

Wenn $x_{10} > x_{20}$ gewählt wird, muß nach Gl. (4.42) der Unterschied zu einer monomolekularen Zerfallsreaktion sehr deutlich werden: die FXa Aktivität erreicht dann einen Endwert, der größer als Null ist.

Wenn Heparin die Rolle eines Katalysators spielt, der ohne ATIII nicht hemmt, darf sich dann die Aktivität auch bei sehr hohen Heparinkonzentrationen nicht mehr ändern.

Bei fester Inkubationszeit t_{ink} hat die Maximalgeschwindigkeit V_{max} der Reaktion 2 in Abhängigkeit von Heparin dann den in Abb. 4.9 dargestellten Verlauf, der sich aus Gl. (4.42) ergibt: der Endwert von V_{max} hängt nur von der ATIII Konzentration ab und nicht mehr von der Heparinkonzentration.

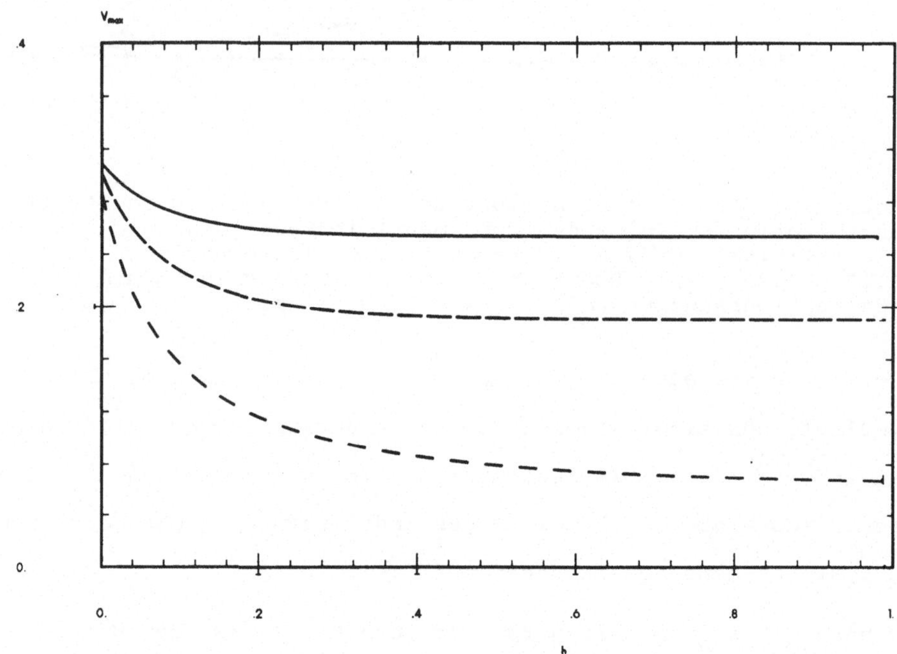

Abb. 4.9. Abhängigkeit der FXa Aktivität (V_{max}) von Heparin bei drei verschiedenen ATIII Konzentrationen, berechnet nach Gl. (4.42) mit den Konstanten der Tabelle 4.4.

Die durch Gl. (4.42) vorhergesagte Abhängigkeit der FXa Aktivität von Heparin läßt sich experimentell bestätigen. Abb. 4.10 zeigt die entsprechenden experimentellen Verläufe.

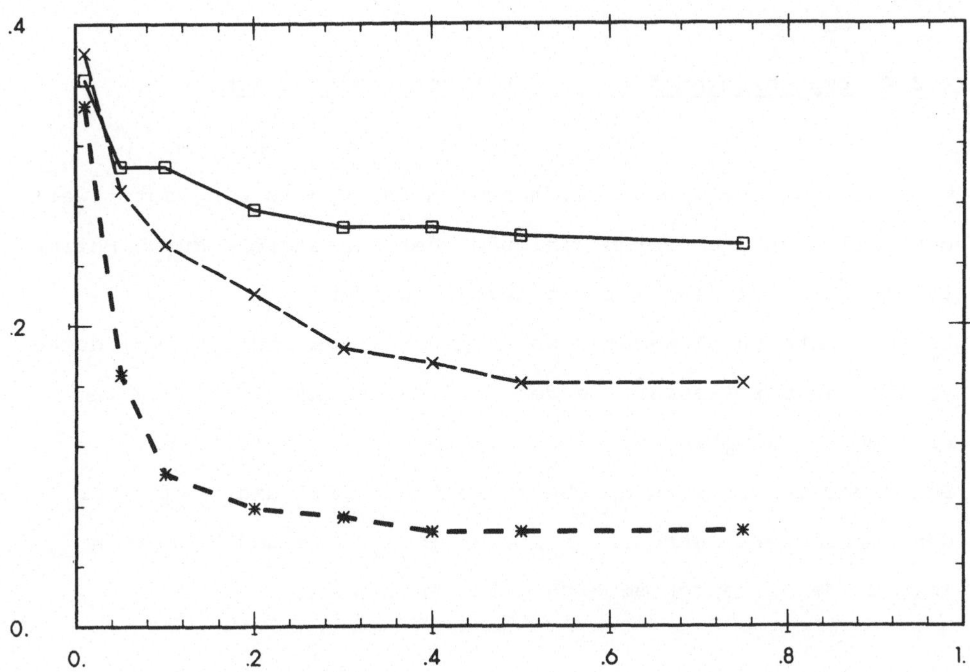

Abb. 4.10. Abhängigkeit der Fxa Aktivität (v_{max}) von Heparin bei fester Inkubationszeit bei verschiedenen ATIII Konzentrationen. Experimentelle Bedingungen: FXa Aktivität: 0.71 n cat, t_{ink}: 30 sec. ———— : ATIII 0.00625 n M, – – – – : ATIII 0.0125 n M, – – – – : ATIII 0.025 n M.
Abszisse: Heparin Einheiten, Ordinate: V_{max} in ΔE/min.

Tab. 4.4. Parameter des Heparintestansatzes

k_{10}	k_2	a	FXa	t_{ink}
8.66	10.12	100	0.032 n M	30 sec

4.3.4 Empfehlungen für den günstigsten Meßbereich

Wenn das vorgeschlagene Verfahren in der Praxis eingesetzt werden soll, muß die "Verunreinigung" der Plasmaprobe durch Patienteneigenes ATIII in Betracht gezogen werden.
Es soll untersucht werden, ob es theoretisch möglich ist, durch Verdünnung der Plasmaprobe den Einfluß von ATIII relativ zum Einfluß von Heparin auf die Meßgröße V_{max} zu verringern.
Sei z das in der Plasmaprobe enthaltene ATIII und γ der Verdünnungsfaktor. Dann geht x_{20} über in $x_{20} + \gamma z$ und h über in γh. Für den linearen Bereich gilt dann:

$$\frac{\partial V_{max}}{\partial z} \Big/ \frac{\partial V_{max}}{\partial h} \equiv s = \frac{(1 + a h\gamma)}{a(x_{20} + \gamma z)} \qquad (4.45)$$

s ist im Intervall (0,1) eine monoton steigende Funktion von γ, wenn $a h x_{20} > z$. (4.46)

Nimmt man an, daß der maximale Wert von z höchstens gleich der ATIII Konzentration des Testansatzes ist, d.h. $z = x_{20}$, dann ist eine Verringerung von s durch Verdünnung möglich, wenn $a h > 1$. Diese Bedingung läßt sich experimentell immer erfüllen, da die progressive Hemmung in Anwesenheit von Heparin schon bei sehr geringen Heparinkonzentrationen stark beschleunigt wird.

Abb. 4.11 zeigt ein Beispiel, das mit den Konstanten der Tabelle 4.4 gerechnet wurde. Die ATIII Konzentration im Testansatz beträgt 0.05 Einheiten, für die ATIII Konzentration der "Probe" wurden drei verschiedene Konzentrationen gewählt.

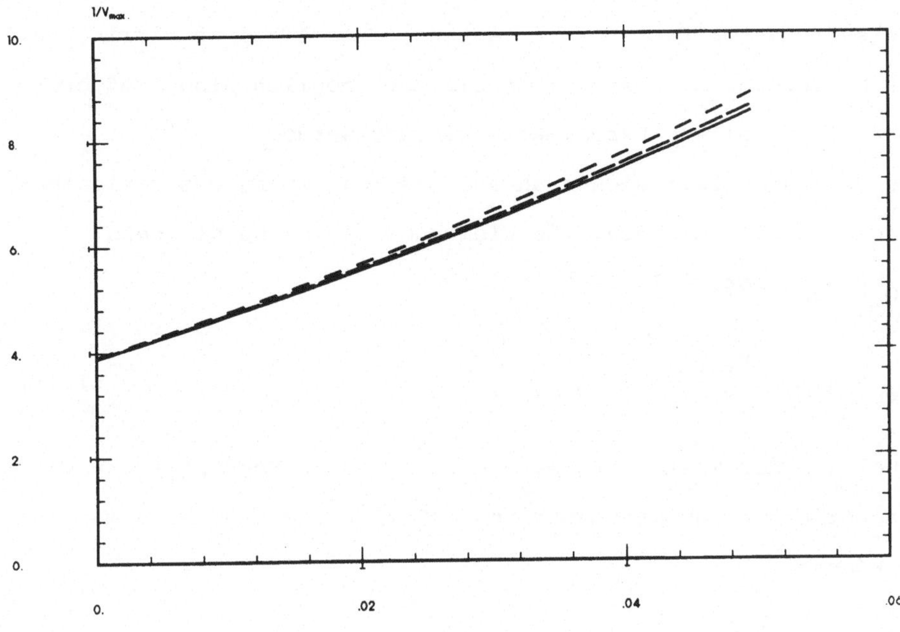

Abb. 4.11. Einfluß des patienteneigenen ATIII auf die Eichkurve bei hoher Verdünnung ($\gamma = 0.01$). $1/V_{max}$ ist aufgetragen gegen die Heparinkonzentration h. Die Eichkurven sind für drei verschiedene patienteneigene ATIII Konzentrationen nach Gl. (4.44) berechnet. Parameter des Testansatzes: ATIII Konzentration: 0.05 nM, FXa Konzentration 0.032 nM, Inkubationszeit 0.5 min.

— — — : patienteneigene ATIII Konzentration 0.05 nM

– – – – : patienteneigene ATIII Konzentration 0.025 nM

———— : patienteneigene ATIII Konzentration 0.0125 nM .

In der Abbildung 4.11 ist $1/V_{max}$ gegen h für einen Verdünnungsfaktor $\gamma = 0.05$ aufgetragen. V_{max} wurde nach Gleichung (4.42) berechnet. Die drei Kurven unterscheiden sich durch unterschiedliche "Verunreinigungen" durch ATIII.
Im Bereich kleiner Heparinkonzentrationen sind die Kurven annähernd linear und fallen zusammen.

Folgerung:
Es ist theoretisch möglich, durch Verdünnung der Plasmaprobe den störenden Effekt des patienteneigenen ATIII zu verringern. Welche Verdünnungen experimentell noch möglich sind, muß erst noch durch weitere Experimente geprüft werden.
Das Verfahren läßt sich auch auf die Bestimmung des patienteneigenen ATIII anwenden, wie Gleichung (4.42) zeigt. Wenn $x_{10} > x_{20}$ ist, gilt asymptotisch

$$x_{20} = x_{10} - \frac{V_{max}}{k_2} \quad . \tag{4.47}$$

Dabei muß der Testansatz eine genügend hohe Konzentration von FXa enthalten, um auch noch hohe ATIII Konzentrationen messen zu können.

5. Pharmakokinetische Modelle und ihre Anwendung auf den Stoffaustausch zwischen Mutter und Kind

5.1 Der Stoffaustausch zwischen Mutter und Kind

5.1.1 Die Problematik der diaplazentaren Übertragung von Arzneimitteln

Durch die Thalidomid Tragödie in den frühen 60er Jahren, die den Nachweis der Fruchtschädigung durch die diaplazentare Übertragung eines Arzneimittels erbrachte (Lenz, 1962), wurde die Aufmerksamkeit auf die Notwendigkeit zur Arzneimittelüberwachung während der Schwangerschaft gelenkt. Die Arzneimittelauswahl zur Behandlung während der Schwangerschaft muß somit die Beeinflussung des Embryos und des Foetus durch die diaplazentare Übertragung von Arzneimitteln berücksichtigen.
Die medikamentöse Therapie der Mutter in der Frühschwangerschaft muß dabei die teratogene Potenz einer Substanz in Betracht ziehen, während in der zweiten Hälfte der Schwangerschaft bei Plazentagängigkeit der Substanz in erster Linie toxische Wirkungen ausgelöst werden (von Harnack und Jansen, 1978).
Daneben spielt die Arzneimittelexposition der Mutter während einer natürlichen Geburt für die Beeinflussung vitaler Funktionen des Neugeborenen eine große Rolle. Nahezu 90% aller Patientinnen erhält während der Geburt 5 oder mehr Medikamente, die hauptsächlich Narkotika und Analgetika einschließen (Doering und Stewart, 1978).

Neben der Behandlung der Mutter in der Schwangerschaft findet die Arzneimitteltherapie des Foetus, die die Plazentagängigkeit einer

Substanz ausnutzt, eine zunehmende Bedeutung. So ergibt sich z.B. die Möglichkeit der Penicillintherapie bei Müttern mit Lues.
Sowohl die Therapie der Mutter als auch die primäre Therapie des Foetus erfordern die Kenntnis der pharmakokinetischen Gesetzmäßigkeiten von Arzneimitteln bei der diaplazentaren Übertragung.
Durch die Möglichkeit der Amnioskopie ist ein Ansatzpunkt gegeben für Aussagen über die Kinetik der diaplazentaren Übertragung durch den Vergleich der Konzentrationsverläufe im Fruchtwasser und im mütterlichen Blut.

Anhand veröffentlichter Konzentrationsverläufe von Substanzen im mütterlichen Blut und im Fruchtwasser (Althabe, O. et al., 1976) sollen im folgenden einige Möglichkeiten der Kinetik von Arzneimitteln im System Mutter - Foetus untersucht werden. Die von Althabe gefundenen Resultate beziehen sich auf PAH (Para-Amino-Hippursäure) und lassen sich wie folgt zusammenfassen:

1. Nach einer Dauerinfusion von PAH erfolgt bei lebenden Feten nach Beendigung der Infusion ein weiterer Anstieg der Konzentration im Fruchtwasser. Diese Konzentration bleibt lange erhalten und wird nur sehr langsam abgebaut. Dabei kann die Konzentration im Fruchtwasser höhere Werte erreichen als in der Mutter (s. Abb. 5.1).
2. Bei toten Feten steigt die Konzentration im Fruchtwasser nach Beendigung der Infusion nicht weiter an (s. Abb. 5.2).

Im folgenden wird untersucht, mit welchen Modellannahmen man diese Resultate reproduzieren kann.

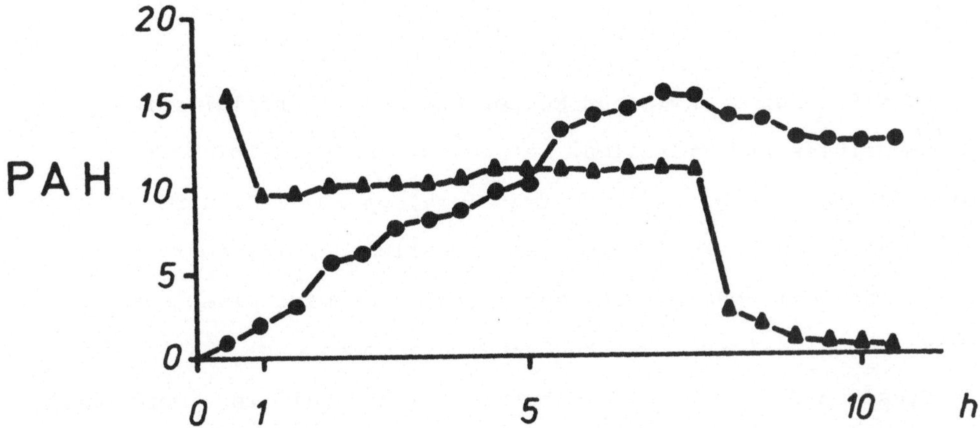

Abb. 5.1. Konzentrationsverläufe von PAH im Blut der Mutter und im Fruchtwasser nach Althabe (1976).
Initialdosis: 8 mg/kg, Infusionsrate: 50 µg/min/kg, Infusionsdauer: 450 min, Konzentrationsangaben in µg/ml.
Die Konzentration von PAH erreicht im Fruchtwasser höhere Werte als im Blut der Mutter.

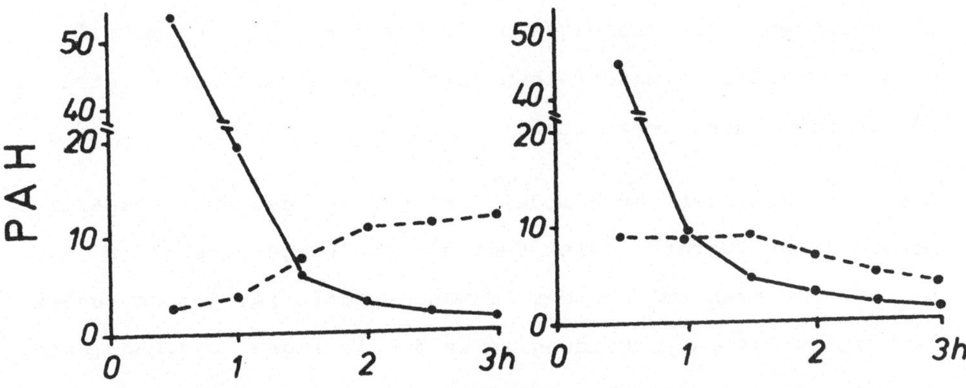

Abb. 5.2. Konzentrationsverläufe im Fruchtwasser und im Blut der Mutter nach Althabe (1976) bei einem lebenden Foetus (linke Abb.) und bei einem toten Foetus (rechte Abb.).
Initialdosis: 8 mg/kg, Infusionsrate: 380 µg/min/kg, Infusionsdauer: 30 min, Konzentrationsangaben in µg/ml.

5.1.2 Stetiges Kompartimentmodell

Der Stofftransport zwischen Mutter und Foetus erfolgt durch Volumenflüsse und Diffusion. Bei Goldstein (Principles of Drug Action: the Basis of Pharmacology, pp 205-210) wird ein Modell beschrieben, das ausschließlich den Transport durch Volumenflüsse berücksichtigt, d.h. es wird eine sehr große Durchlässigkeit der Membranen angenommen.
In diesem Modell wird der Foetuskreislauf detailliert betrachtet unter Einbeziehung der Volumenflüsse im Foetus und im intervillinösen Raum. Das Modell ist jedoch nur auf Substanzen mit sehr großer Plazentagängigkeit anwendbar. Eine exakte Beschreibung verlangt die Berücksichtigung beider Transportprozesse, zumal, wenn sich Flüsse verschiedener Geschwindigkeiten mischen. Ein solches Modell wird jedoch sehr umfangreich und benötigt eine große Zahl von Parametern. Da sich die vorliegenden Meßdaten hinreichend genau durch ein Kompartimentmodell ohne Volumenflüsse beschreiben lassen, wird auf eine Darstellung der Volumenflüsse verzichtet.

Das hier verwendete Grundmodell besteht aus den drei Kompartimenten "Blut Mutter", "Blut Foetus" und "Fruchtwasser" (s. Abb. 5.3). Bei Foeten am Ende der Schwangerschaft ist jedoch zusätzlich die renale Ausscheidung zu berücksichtigen. Das Pharmakon gelangt neben der direkten Diffusion über die Niere in die Harnblase und von dort aus durch Miktion ins Fruchtwasser (Althabe, 1976). Für diesen Weg werden zwei zusätzliche Kompartimente angesetzt.

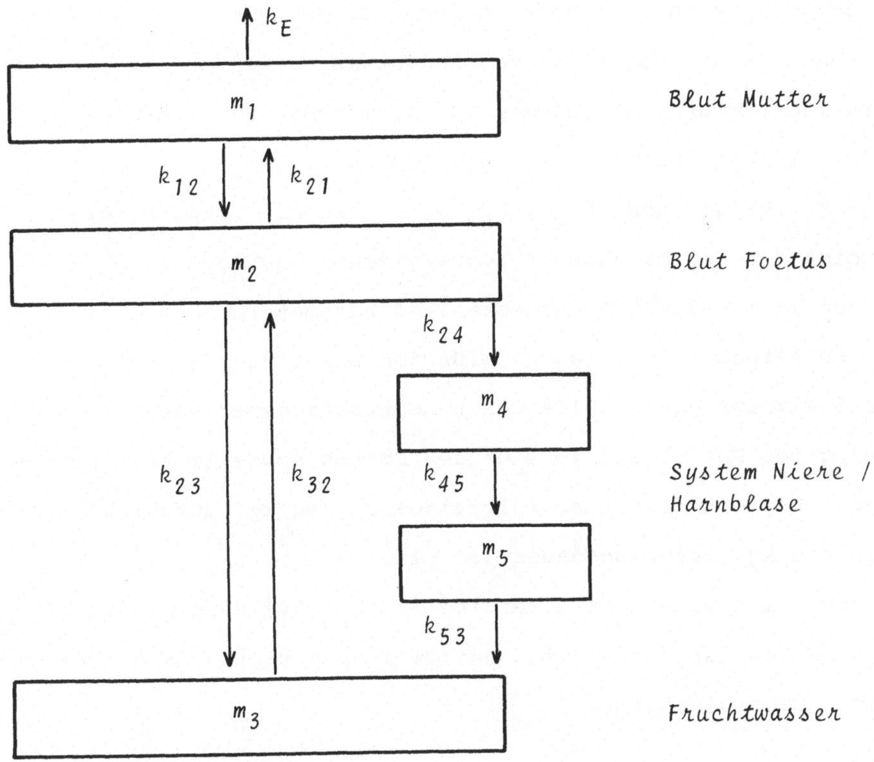

Abb. 5.3. Kompartimentmodell des Systems Mutter/Foetus. (Bezeichnungen s. Abschnitt 3.1)

Unter der Voraussetzung, daß die Elimination via die Niere und durch Miktion stetig abläuft, erhält man die üblichen pharmakokinetischen Bewegungsgleichungen für die Massen m_i.

$$\begin{pmatrix} \dot{m}_1 \\ m_2 \\ m_3 \\ m_4 \\ m_5 \end{pmatrix} = \begin{pmatrix} -k_{12} \;\; -k_E & k_{21} & 0 & 0 & 0 \\ k_{12} & -k_{21} \;\; -k_{23} \;\; -k_{24} & k_{32} & 0 & 0 \\ 0 & k_{23} & -k_{32} & 0 & 0 \\ 0 & k_{24} & 0 & 0 & k_{53} \\ 0 & 0 & 0 & k_{45} & -k_{53} \end{pmatrix} \begin{pmatrix} m_1 \\ m_2 \\ m_3 \\ m_4 \\ m_5 \end{pmatrix} + \begin{pmatrix} v_o \\ 0 \\ 0 \\ 0 \\ 0 \end{pmatrix} \qquad (5.1)$$

Für den diaplazentaren Übergang und für den Übergang vom Kompartiment "Blut Foetus" in das Fruchtwasser werden passive Diffusionsprozesse angenommen. Damit müssen nach Gleichung (3.31) folgende Beziehungen erfüllt sein:

$k_{21} = k_{12}\ V_1/V_2$ und $k_{32} = k_{23}\ V_2/V_3$, wobei V_1 und V_2 die Volumina der entsprechenden Kompartimente bedeuten.

Mit den in Tabelle 5.1 dargestellten Parametern lassen sich die von Althabe (1976) durchgeführten Experimente simulieren. Abb. 5.4 zeigt die simulierten Konzentrationsverläufe von PAH im Blut der Mutter und im Blut des Foetus sowie im Fruchtwasser für das Dosierungsschema: Initialdosis 8 mg/kg, Infusionsrate 50 µg/min/kg, Infusionsdauer 450 min.

Die experimentellen Verläufe sind in Abb. 5.1 dargestellt. In allen Läufen ist der einzige aktive Transportprozess die Elimination durch die Niere.

Durch die renale Elimination im Foetus ist es möglich, daß während der Infusion die Konzentrationswerte im Fruchtwasser die Konzentrationswerte im Blut der Mutter übersteigen können. Wenn dieser aktive Transportprozess ausgeschaltet ist, d.h. wenn keine renale Elimination stattfindet, kann die Konzentration im Fruchtwasser höchstens gleich der im Blut der Mutter werden (s. Abb. 5.5).

Abb. 5.6 zeigt simulierte Verläufe für eine Infusionsrate von 380 µg/min/kg, eine Initialdosis von 8 mg/kg und eine Infusionsdauer von 30 min. Auch nach Beendigung der Infusion steigt die Konzentration im Fruchtwasser weiter an.

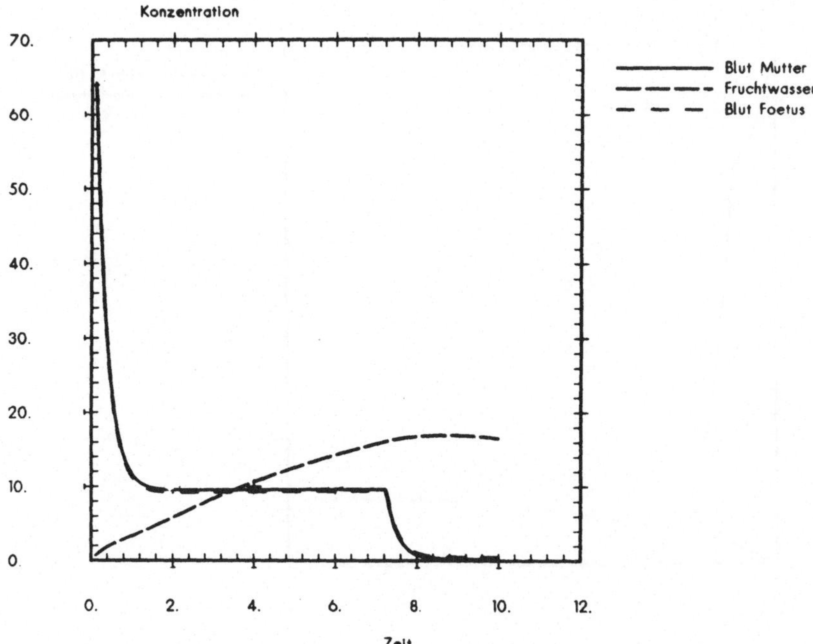

Abb. 5.4. Simulierte Konzentrationsverläufe unter Berücksichtigung der renalen Elimination im Foetus. Zeitmaßstab h, Konzentrationsmaßstab µg/ml, Dosierungsschema s. Text.

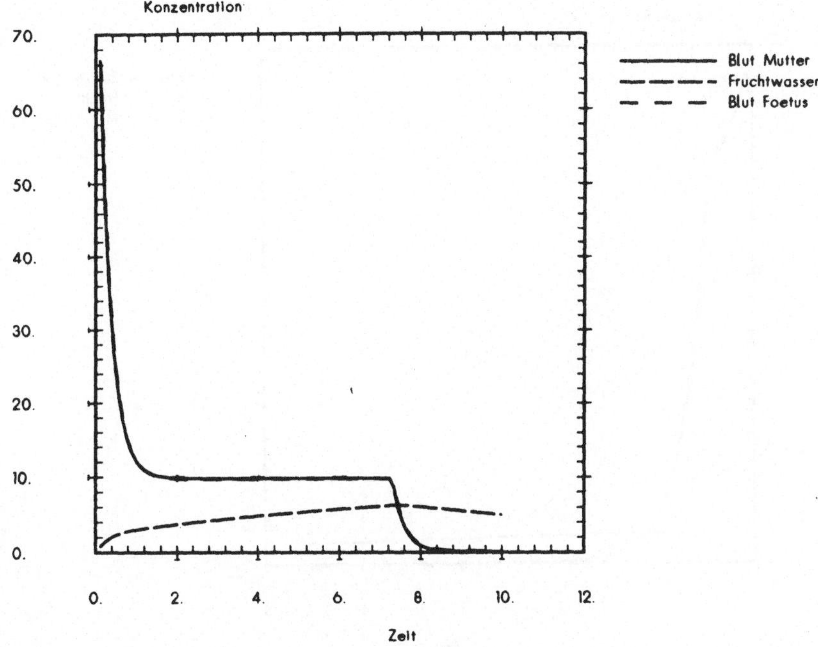

Abb. 5.5. Simulierte Konzentrationsverläufe ohne renale Elimination im Foetus. Maßstäbe und Dosierungsschema wie in Abb. 5.4 .

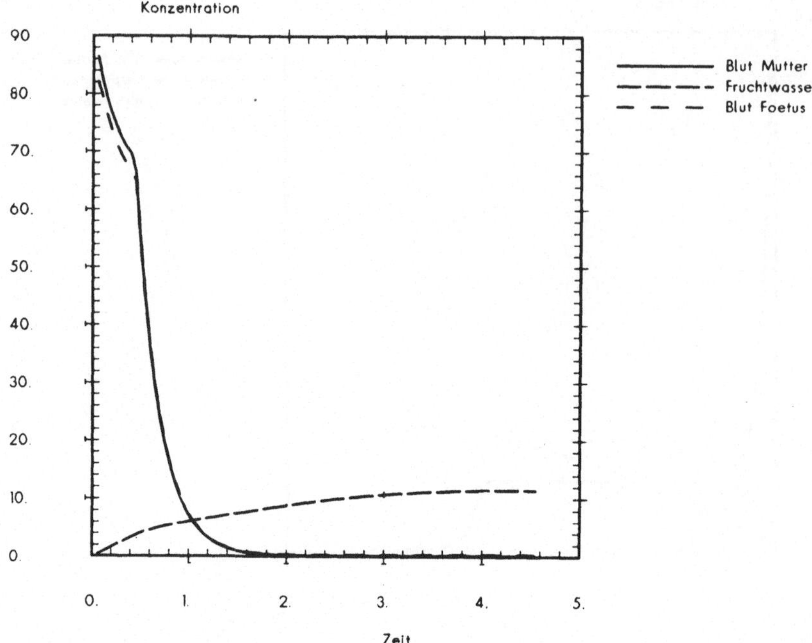

Abb. 5.6. Simulierte Konzentrationsverläufe unter Berücksichtigung der renalen Elimination im Foetus. Zeitmaßstab h, Konzentrationsmaßstab µg/ml, Dosierungsschema s. Text.

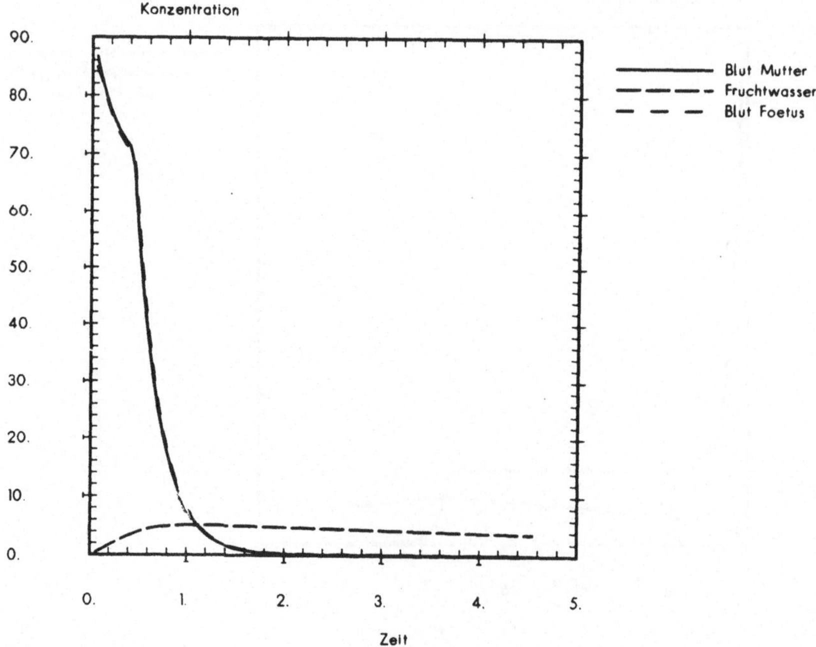

Abb. 5.7. Simulierte Konzentrationsverläufe ohne renale Elimination im Foetus. Maßstäbe und Dosierungsschema wie in Abb. 5.6 .

Wenn der Foetus nicht mehr lebt, können keine aktiven Transportprozesse mehr stattfinden (s. Abb. 5.7): der Fruchtwasserspiegel sinkt sofort nach Beendigung der Infusion. Dieses Verhalten wurde im Modell erzielt durch Ausschalten der renalen Elimination. Die entsprechenden experimentellen Verläufe sind in der Abbildung 5.2 dargestellt.

Folgerungen:

1. Pharmaka haben eine lange Nachwirkung im Foetus, bedingt durch die Akkumulation im Fruchtwasser.
2. Die Aufenthaltsdauer des Pharmakons im System Foetus/Fruchtwasser wird erhöht, wenn aktive Transportprozesse, z.B. renale Elimination stattfinden. Der Kreis "foetales Blut - Niere - Harnblase - Fruchtwasser - foetales Blut" kann dabei mehrfach durchlaufen werden.

Im Modell nicht berücksichtigt sind:

1. mögliche Eiweißbindung;
2. Diffusion vom Fruchtwasser in das Gewebe der Mutter;
3. selektive Diffusion beim plazentaren Übergang.

Die Konzentrationen im Foetus und im Fruchtwasser werden daher möglicherweise überschätzt.

Da das Modell jedoch ohne Zusatzannahmen die von Althabe gemessenen Konzentrationsverläufe reproduziert, kann es durchaus zum Verständnis der Kinetik der diaplazentaren Arzneimittelübertragung beitragen, nicht zuletzt deshalb, weil hier der experimentellen Forschung enge Grenzen gesetzt sind.

Es wurde daher ein interaktives Programm entwickelt, das es erlaubt, während eines Simulationslaufes die Dosierung zu ändern (entweder Infusion oder Injektion).

Nach Ablauf eines voreingestellten Dosierungsintervalls erscheinen die Konzentrationswerte im Blut der Mutter und im Fruchtwasser auf dem Bildschirm, und der Benutzer kann eine neue Dosis wählen.

Tabelle 5.2 zeigt das Ablaufprotokoll eines solchen Simulationslaufes, Abb. 5.8 die entsprechenden Verlaufskurven.

Hier wurde die Behandlung mit dem Antibiotikum Epicillin simuliert, die bei intrauteriner Injektion durchgeführt wird. Auch bei mehrfacher Injektion findet eine Akkumulation im Fruchtwasser statt. Ähnliche experimentelle Verläufe wurden von Kieliger (1976) publiziert.

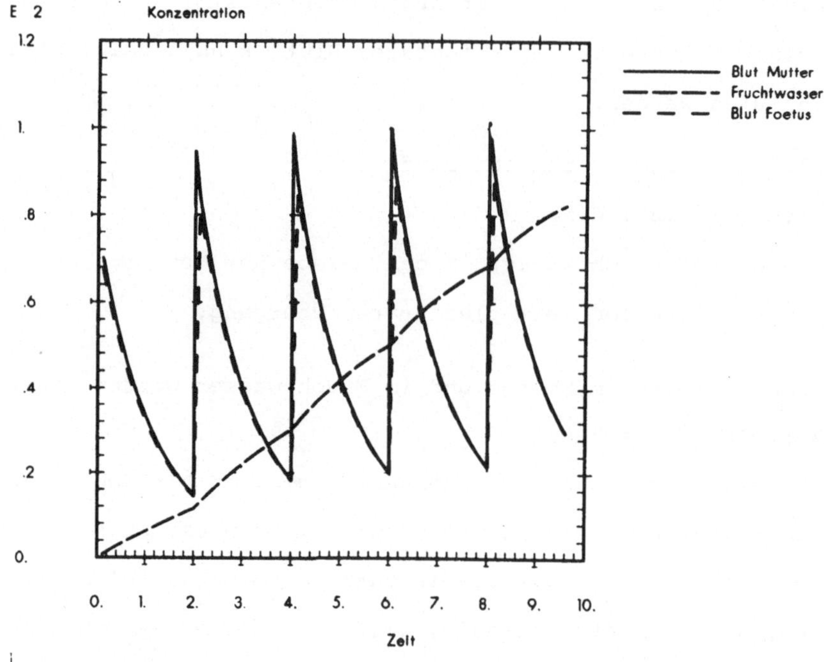

Abb. 5.8. Beispiel für den Konzentrationsverlauf bei multipler Injektion: die Konzentration im Fruchtwasser steigt stetig an und übertrifft schließlich die maximale Konzentration im Blut der Mutter. Zeitmaßstab h, Konzentrationsmaßstab µg/ml.

Tabelle 5.1: Parametersatz für das Mutter - Foetus Modell

V_1	V_2	V_3	k_{12}	k_{21}	k_{23}	k_{32}	k_{45}	k_{53}	k_{24}
5000	250	2700	3.8	3.8	1.2	1.2	0.8	0.9	2.6

Volumina in ml, Konstanten in 1/h

Tabelle 5.2: Ablaufprotokoll einer Simulation des Stoffaustausches Mutter/Foetus

```
MODELL MAFE
EINGABE: INFUSION = 1, INJEKTION = 2

EINGABE: ANFANGSDOSIS, HALBWERTSZEIT, SIMZEIT, DOSISINTERVALL, K24

INJEKTION

INJEKTION VON 100 EINHEITEN ZUM ZEITPUNKT 0.0

ZEIT         =  2.000
BLUT MUTTER  =  6.268
FRUCHTWASSER = 14.071

NEUE DOSIS (LEERE EINGABE KEINE NEUE DOSIS) ?

INJEKTION VON 100 ZUM ZEITPUNKT 2.000

ZEIT         =  4.000
BLUT MUTTER  =  8.115
FRUCHTWASSER = 38.553

NEUE DOSIS (LEERE EINGABE KEINE NEUE DOSIS) ?
.....................................................
BILD (LEERE EINGABE KEIN BILD) ?
PLOT DER VERLAUFSKURVEN (LEERE EINGABE KEIN PLOT) ?
```

5.1.3 Modell mit nichtstetiger Blasenentleerung

Der Übergang von der Harnblase in das Fruchtwasser erfolgt in Wirklichkeit nichtstetig. Nach Ablauf von Zeitintervallen τ_i findet eine Miktion statt: die in der Harnblase gesammelte Flüssigkeit fließt in das Fruchtwasser.
In dem in diesem Abschnitt entwickelten Modell umfaßt das Kompartiment 4 Niere und Harnblase, die über ein Kompartiment 5 entleert wird. Das Gleichungssystem (5.1) wird folgendermassen modifiziert:

$$k_{45} = 0$$

$$\dot{m}_4 = k_{24}\, m_2 \quad , \quad m_4(t') = 0 \qquad (5.2)$$

$$\dot{m}_5 = -k_{53}\, m_5 \quad , \quad m_5(t') =: m_5(t') + m_4(t' - \Delta t) \qquad (5.3)$$

$$t' = \tau_1 \; , \; \tau_1 + \tau_2 \; , \; \ldots$$

Abbildung 5.9 zeigt die Verlaufskurven des in Abb. 5.4 simulierten Experimentes für τ_i = const = 4 h .
Der Vergleich mit Abb. 5.4 zeigt, daß bei nichtstetiger Miktion der Anstieg im Fruchtwasser zunächst sehr langsam erfolgt. Die maximalen Konzentrationen im Fruchtwasser sind jedoch erhöht, und die hohen Konzentrationswerte werden über einen längeren Zeitraum aufrechterhalten.
Das bedeutet, daß es auch schon bei geringer renaler Elimination zu einer Akkumulation im Fruchtwasser kommen kann.

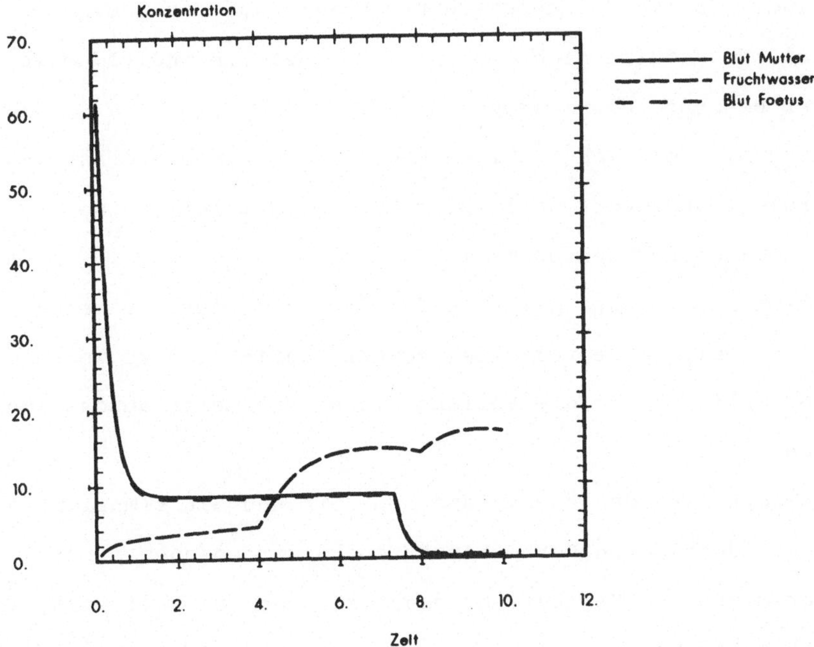

Abb. 5.9. Konzentrationsverläufe unter Berücksichtigung der nichtstetigen Miktion. Maßstäbe und Dosierungsschema wie in Abb. 5.4. Als mittlere Miktionsdauer wurden 4 h angenommen.

5.1.4 Diskussion

Die Ergebnisse der Simulation zeigen, daß man mit relativ einfachen Annahmen typische Konzentrationsverläufe in der Mutter und im Fruchtwasser reproduzieren kann. Die Ergebnisse zeigen weiter, daß man während der späteren Gravidität, wenn die renale Elimination und Urinausscheidung im Foeten einsetzen, mit einem verzögerten Abbau von Konzentrationen im Fruchtwasser und im Foetus rechnen muß.

Exakte individuelle Vorausberechnungen sind auf der Basis der vorgestellten Modelle nicht möglich, da dazu die individuellen Parameter bekannt sein müssen.
Da die Dynamik des nichtstetigen Modells von einem stochastischen Prozess gesteuert wird, sind hier prinzipiell keine exakten Vorausberechnungen möglich.
Das Problem liegt dabei nicht an der Anpassung der Parameter an bereits vorliegende Verläufe, sondern darin, daß zu wenig Verläufe vorliegen, um die Varianz dieser Parameter abschätzen zu können.
Bemerkenswert ist, daß die in den Abb. 5.4 und 5.6 simulierten Kurven aus identischen Parametersätzen hervorgegangen sind: die experimentellen Verläufe hingegen stammen von zwei verschiedenen Patientinnen.
An dieser Stelle soll betont werden, daß die erzielte Übereinstimmung zwischen den von den Modellen produzierten und experimentellen Verläufen keineswegs die Eindeutigkeit des Modellansatzes bestätigt: Modellansätze, basierend auf anderen physiologischen Vorstellungen, könnten möglicherweise zu denselben Übereinstimmungen führen. Andererseits stehen die Ergebnisse des Modells nicht im Widerspruch zu den experimentellen Tatsachen, so daß die zugrundeliegenden physiologischen Vorstellungen zumindest möglich sind.
Diese Überlegungen gelten auch für die anderen in dieser Arbeit dargestellten Modelle.

5.2 Arzneimittelübertragung durch die Muttermilch

5.2.1 Problematik

Es scheint evident, daß die Ernährung des Säuglings durch die Muttermilch einer künstlichen Ernährung überlegen ist (Grütner und Leiber, 1976). Bei Müttern, die unter einer medikamentösen Dauertherapie stehen, ist jedoch die Möglichkeit einer Arzneimittelübertragung auf den Säugling durch die Muttermilch gegeben. Damit stellt sich dem Kliniker das Problem, zu entscheiden, ob die Mutter bei Fortführung der Therapie das Stillen beenden soll, um eine ungewollte Therapierung des Säugling zu vermeiden.
Für viele Arzneimittel ist eine Sekretion in die Muttermilch nachgewiesen. Bei Theophyllin z.B. beträgt das mittlere Konzentrationsverhältnis zwischen Plasma und Muttermilchkonzentrationen etwa 0.75 (Yurchak und Jusko, 1976). Die Sekretion eines Arzneimittels in die Muttermilch hängt von verschiedenen Faktoren ab, z.B. vom Molekulargewicht, der Fett- und Wasserlöslichkeit und dem Konzentrationsgradienten an der alveolaren Grenzschicht zwischen Plasma und Muttermilch (Windorfer und Gasteiger, 1978; Anderson, 1979).
Die Arzneimittelkonzentrationen, die im Säugling erreicht werden können, werden neben der Menge der aufgenommenen Muttermilch von der Pharmakokinetik der Substanz im Säugling bestimmt. Die aufgenommene Milchmenge beträgt im Neugeborenen etwa 500 - 700 ml pro Tag. Die dadurch übertragene Menge des Arzneimittels ist i.a. sehr gering, so daß toxische Neben-

wirkungen im Säugling zunächst nicht auftreten.
Bei der Beurteilung eines Arzneimittels hinsichtlich seiner Wirkung im Säugling müssen jedoch die Besonderheiten der Pharmakokinetik des Neugeborenen und die i.a. niedrigere toxische Schwelle in Betracht gezogen werden.
Die postnatale Pharmakokinetik weist für viele Arzneimittel erhebliche Unterschiede zum Erwachsenen auf, insbesondere findet man häufig eine verlängerte Halbwertzeit (Reinhardt und Richter, 1980). Das kleinere Verteilungsvolumen des Säuglings ist ebenfalls zu berücksichtigen.

Dadurch ist die Gefahr gegeben, daß bei einer Dauertherapierung der Mutter auch im Kind erhebliche Plasmaspiegel erreicht werden können, die bereits im toxischen Bereich liegen.
Die Berechnung des Ausmaßes der Akkumulation eines Arzneimittels im Säugling bei Dauertherapierung der Mutter ist daher von grossem klinischen Interesse.
Die Pharmakokinetik der Arzneimittelübertragung durch die Muttermilch läßt sich gut an dem folgenden einfachen Modell studieren.

5.2.2 Mathematisches Modell

Im folgenden gelten die Bezeichnungen:

V_i: Verteilungsvolumina der Mutter

W_i: Verteilungsvolumina des Säuglings

m_i: Pharmakonmenge im i-ten Kompartiment (Mutter)

x_i: Konzentration im i-ten Kompartiment (Mutter)

α_i: Konstanten der Mutter

λ_i: effektive kinetische Konstanten für die Muttermilch

γ : empirischer Faktor, der das Ausmaß der Sekretion des Arzneimittels in die Muttermilch charakterisiert

β_i: Konstanten des Säuglings

s_i: Pharmakonmenge im i-ten Kompartiment (Säugling)

y_i: Konzentration im i-ten Kompartiment (Säugling)

D : applizierte Dosis

M : Milchvolumen

f_s: Bioverfügbarkeitsfaktor (Säugling)

Für die Mutter und das Kind werden zwei gekoppelte Kompartimentsysteme angenommen, die i.a. unterschiedliche Übergangsraten aufweisen (s. Abb. 5.10).

Für viele Pharmaka stellt sich sehr schnell ein Gleichgewicht zwischen Blut und Gewebe ein, so daß sich, zumindest für den Fall der oralen Applikation, die Kompartimente Blut und Gewebe zu einem fiktiven Kompartiment zusammenfassen lassen.

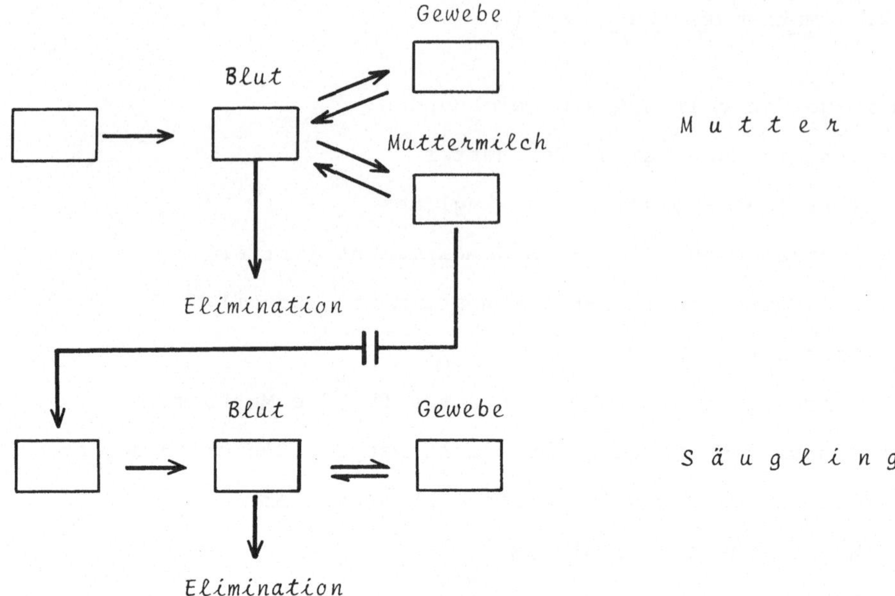

Abb. 5.10. Kompartimentsystem für die Arzneimittelübertragung durch die Muttermilch.

Für die folgende Analyse wird daher ein vereinfachtes System betrachtet (s. Abb. 5.11).

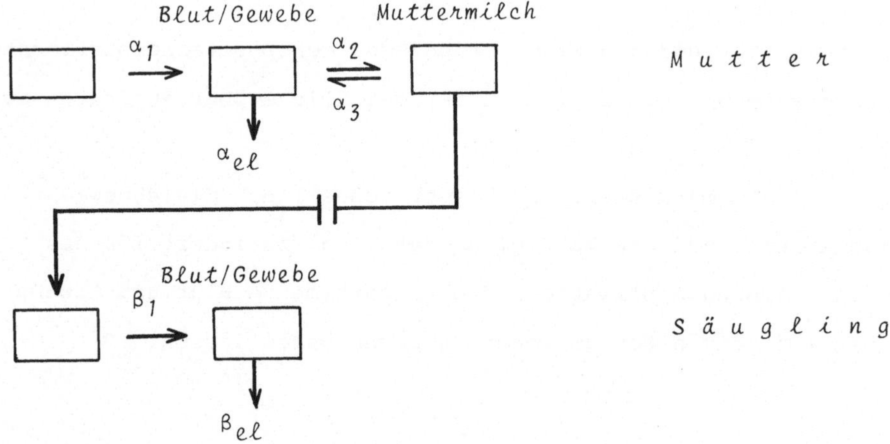

Abb. 5.11. Vereinfachtes Kompartimentsystem für die Arzneimittelübertragung durch die Muttermilch.

Die Bewegungsgleichungen für das vereinfachte System lauten:

$$\begin{pmatrix} \dot{m}_1 \\ \dot{m}_2 \\ \dot{m}_3 \end{pmatrix} = \begin{pmatrix} -\alpha_1 & 0 & 0 \\ \alpha_1 & -\alpha_2 & -\alpha_{e\ell} & \alpha_3 \\ 0 & \alpha_2 & & -\alpha_3 \end{pmatrix} \begin{pmatrix} m_1 \\ m_2 \\ m_3 \end{pmatrix} \tag{5.4}$$

$$\begin{pmatrix} \dot{s}_1 \\ \dot{s}_2 \end{pmatrix} = \begin{pmatrix} -\beta_1 & 0 \\ \beta_1 & \beta_{e\ell} \end{pmatrix} \begin{pmatrix} s_1 \\ s_2 \end{pmatrix} \tag{5.5}$$

Die zum Zeitpunkt t_i vom Säugling aufgenommene Dosis ist

$$D_i = x_3(t_i)\, M_i \quad , \tag{5.6}$$

wobei $x_3(t_i) = \frac{m_3}{V_3}$ die Konzentration des Pharmakons in der Muttermilch ist.

Damit reduziert sich das Problem auf die Fragestellung nach dem Konzentrationsverlauf in einem Säugling, der einem Dosierungsschema

$S = \{(D_1, t_1), \ldots, (D_n, t_n)\}$

unterworfen ist. Die exakte Behandlung des Problems ist im Anhang zu diesem Abschnitt dargestellt.

5.2.3 Abschätzung der Größenordnung der Arzneimittelübertragung bei einer Dauerbehandlung der Mutter

Es sei D die von der Mutter aufgenommene Pharmakonmenge. Wie im Anhang zu Abschnitt 5 gezeigt wird, läßt sich der Konzentrationsverlauf im Kompartiment Muttermilch nach einfacher oraler Applikation näherungsweise durch

$$x_3(t) = \frac{\gamma D \lambda_1}{\lambda_1 - \lambda_2} (e^{-\lambda_2 t} - e^{-\lambda_1 t}) \tag{5.7}$$

beschreiben, wenn die Sekretion in die Muttermilch langsamer ist als die Resorption in das Blut. Die Parameter γ, λ_1 und λ_2 lassen sich aus gemessenen Konzentrationsverläufen in der Muttermilch schätzen.

Bei äquidistanten Dosierungsintervallen τ_m der Mutter stellt sich die periodische Grenzverteilung

$$x_3(t') = \frac{\gamma D \lambda_1}{\lambda_1 - \lambda_2} \left(\frac{e^{-\lambda_2 t'}}{1-e^{-\lambda_2 \tau_m}} - \frac{e^{-\lambda_1 t'}}{1-e^{-\lambda_1 \tau_m}} \right) \tag{5.8}$$

ein mit $0 \leqq t' \leqq \tau_m$. Dabei ist der Massenverlust durch die abgegebene Dosis vernachlässigt (s. Anhang zu Abschnitt 5).

Die minimale Grenzkonzentration ist

$$x_{3min} = \frac{\gamma D \lambda_1}{\lambda_1 - \lambda_2} \; \frac{e^{-\lambda_2 \tau_m} - e^{-\lambda_1 \tau_m}}{(1-e^{-\lambda_2 \tau_m})(1-e^{-\lambda_1 \tau_m})} \; , \tag{5.9}$$

die maximale Konzentration ist

$$x_{3max} = \frac{\gamma D \lambda_1}{\lambda_1 - \lambda_2} \left(\frac{C^{\frac{\lambda_2}{\lambda_2 - \lambda_1}}}{1-e^{-\lambda_2 \tau_m}} - \frac{C^{\frac{\lambda_2}{\lambda_2 - \lambda_1}}}{1-e^{-\lambda_1 \tau_m}} \right) \tag{5.10}$$

mit $C = \dfrac{\lambda_1 (1-e^{-\lambda_2 \tau_m})}{\lambda_2 (1-e^{-\lambda_1 \tau_m})}$.

Die mittlere Konzentration zwischen zwei Applikationen ist

$$x_{3mittel} = \frac{1}{\tau_m} \int_0^{\tau_m} x_3(t')dt' = \frac{\gamma D}{\tau_m \lambda_2} \qquad (5.11)$$

Für äquidistante Stillungsintervalle τ_s lassen sich zwei Grenzfunktionen angeben, zwischen deren Minimum und Maximum sich der Konzentrationsverlauf im Säugling bewegt:

$$y_{2max}(t") = x_{3max} F(t") , \qquad (5.12)$$

$$y_{2min}(t") = x_{3min} F(t") \qquad (5.13)$$

$$\text{mit } F(t") = f_s \frac{M}{W} \frac{\beta_1}{\beta_1 - \beta_{e\ell}} \left(\frac{e^{-\beta_{e\ell} t"}}{1-e^{-\beta_{e\ell}\tau_s}} - \frac{e^{-\beta_1 t"}}{1-e^{-\beta_1 \tau_s}} \right)$$

und $0 \leqq t" \leqq \tau_s$.

Da man annehmen kann, daß der Zeitpunkt der ersten Nahrungsaufnahme nicht mit der Medikamenteneinnahme synchronisiert ist, wird zur Abschätzung der Arzneimittelübertragung die mittlere Konzentration im Säugling zwischen zwei Nahrungsaufnahmen mit der mittleren Konzentration in der Muttermilch berechnet.
Es ist

$$\bar{y}_2 = \frac{1}{\tau_s} \int_0^{\tau_s} x_{3mittel} F(t")dt" = \frac{M \gamma D f_s}{W \tau_s \tau_m \lambda_2 \beta_{e\ell}} \qquad (5.14)$$

Neben der maximalen und minimalen Konzentration im Säugling

wird ein Arzneimittel bezüglich der Übertragung auf den Säugling durch das Verhältnis der mittleren Konzentrationen charakterisiert:

$$r = \frac{f_s M}{\tau_s \beta_{el} W} \tag{5.15}$$

r hängt nur noch von den kinetischen Parametern des Säuglings bzw. des Modus der Nahrungsaufnahme ab.
Die drei Größen y_{2max}, r, y_{2min} ermöglichen dem Kliniker bei Kenntnis der toxischen Schwelle des Säuglings eine Entscheidung zu treffen, ob das Medikament in der Stillperiode eingenommen werden kann.

5.2.4 Ein Beispiel: die Übertragung von Theophyllin durch die Muttermilch

Das folgende Beispiel bezieht sich auf Daten, die von Yurchak und Jusko 1976 publiziert wurden. Die Autoren stellen in ihrer Arbeit zunächst einen Fall vor, in dem auf Theophyllin zurückgehende Nebenwirkungen in einem Säugling auftreten, dessen Mutter regelmäßig Theophyllin einnahm. Aufgrund dieses Vorfalls wurden die Konzentrationsverläufe von Theophyllin im Plasma der Mutter und in der Muttermilch bei fünf Probandinnen gemessen.
Die Daten Der Probandin S. S. wurden für das folgende Beispiel herangezogen. Da die pharmakokinetischen Parameter des Theophyllins im Säugling dieser Frau nicht gemessen wurden, wurden die

Daten eines anderen Säuglings verwendet (Daten aus der Kinderklinik der Universität Düsseldorf). Die Parameter sind in Tabelle 5.3 zusammengefaßt.

Für das Dosierungsschema: 4 x täglich 320 mg Theophyllin erhält man folgende Werte:

$Y_{min} = 3.72\ \mu g/ml$

$y_{max} = 8.75\ \mu g/ml$

$r = 0.87$.

Abb. 5.12 zeigt die periodischen Grenzfunktionen im Säugling und zum Vergleich die mittlere Konzentration in der Muttermilch.

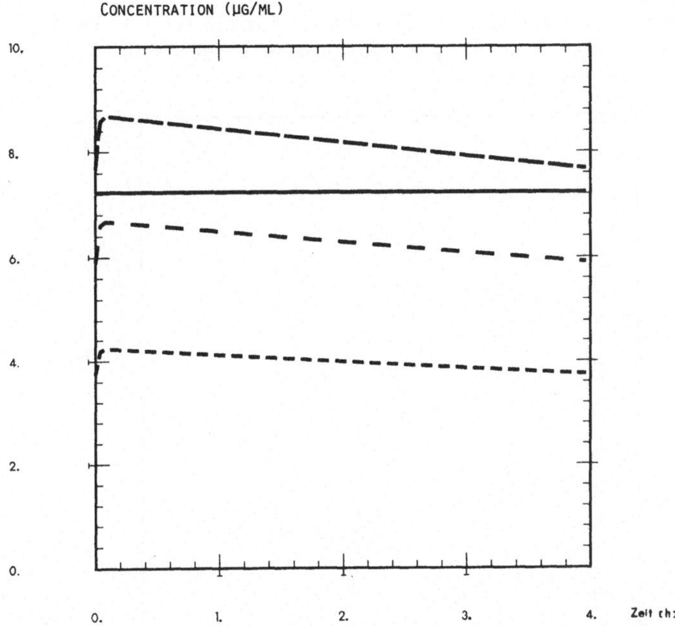

Abb. 5.12. Konzentrationsgrenzfunktionen im Säugling bei einer Dauertherapie der Mutter mit Theophyllin (D = 320 mg, τ_m = 6 h) Zum Vergleich ist die mittlere Konzentration in der Muttermilch miteingezeichnet.

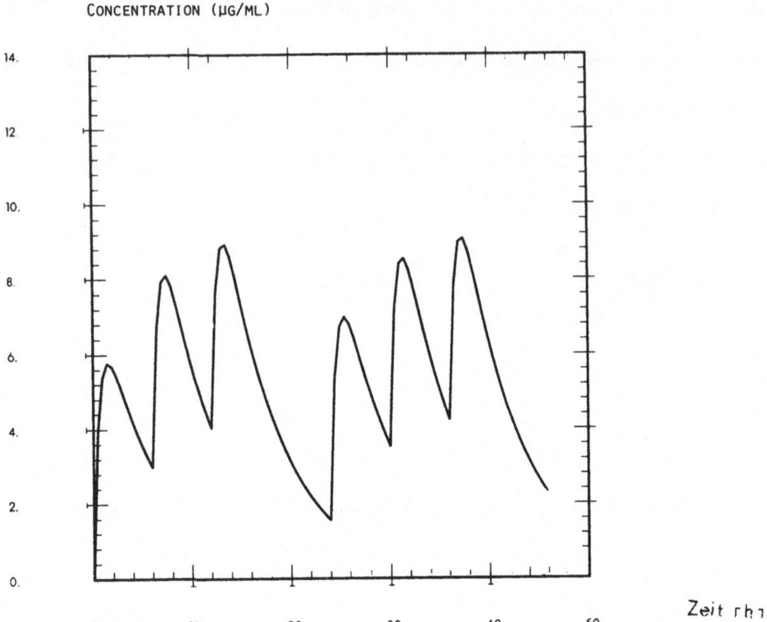

Abb. 5.13a. Berechneter Konzentrationsverlauf von Theophyllin in der Muttermilch bei einer 3 x tgl. Einnahme (alle 6 h) von 320 mg Theophyllin und einer Nachtpause von 12 h.

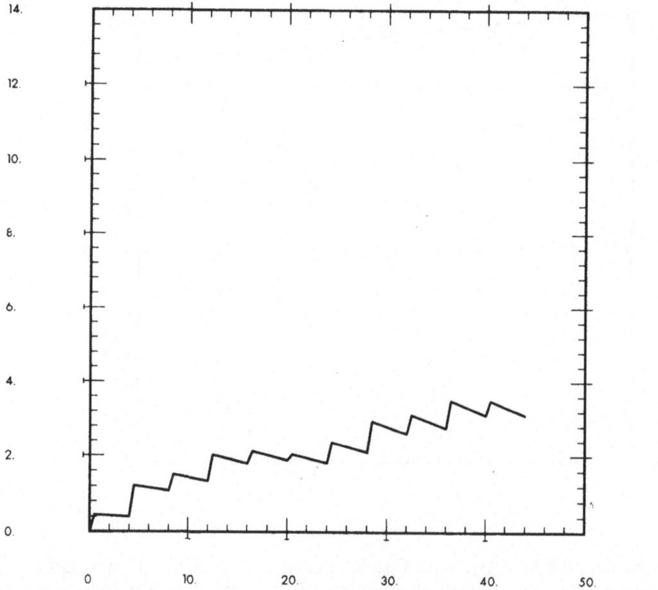

Abb. 5.13b. Berechneter Konzentrationsverlauf in einem Säugling, der alle 4 Stunden Nahrung aufnimmt. Wegen der langen Halbwertszeit von Theophyllin im Säugling kommt es zu einer beträchtlichen Akkumulation im Säugling, die auch nach 48 h noch nicht beendet ist.

Tab. 5.3

λ_1 [1/h]	λ_2 [1/h]	γ	β_1 [1/h]	$\beta_{e\ell}$[1/h]	W[ℓ]	M[ℓ]	τ_s[h]	τ_m[h]
1.67	0.1727	0.0235	0.9342	0.0316	0.9	0.1	4	6

Um einen Eindruck zu geben, wie tatsächliche Konzentrationsverläufe im Säugling aussehen können, wurden die Konzentrationsverläufe für das folgende Dosierungsschema berechnet: alle 6 h Einnahme von 320 mg Theophyllin bei einer Nachtpause von 12 h. Abb. 5.13a zeigt den Konzentrationsverlauf in der Muttermilch, Abb. 5.13b im Säugling.

5.2.5 Folgerungen

Arzneimittel, die vom Säugling durch die Muttermilch eingenommen werden, können bei Dauertherapie der Mutter im Säugling derart akkumulieren, daß ähnliche Konzentrationen wie in der Mutter erreicht werden.
Zwei Gründe sind hierfür maßgeblich:

1. Das kleinere Verteilungsvolumen des Säuglings.
2. Die verlängerte HWZ vieler Substanzen.

Da neben einer verlängerten HWZ im Säugling auch eine niedrigere toxische Schwelle besteht, ist die Möglichkeit einer Intoxikation des Säuglings via die Muttermilch bei vielen Substanzen gegeben. Diese Möglichkeit läßt sich abschätzen, wenn die Halbwertszeit der Substanz, die Verteilungsvolumina des

Säuglings und die kinetischen Parameter für den Übergang des Arzneimittels in die Muttermilch bekannt sind. Alle Größen lassen sich durch Standardexperimente ermitteln.

Anhang zu Abschnitt 5: Exakte Lösung für den Konzentrationsverlauf in der Muttermilch und Näherungen

Die exakte Lösung für den Konzentrationsverlauf in der Muttermilch erhält man aus Gl. (5.4):

$$x_3(t) = \frac{m_3(t)}{V_3} = \alpha_1\alpha_2 \frac{m_1(0)}{V_3} \left(\frac{e^{-\alpha_1 t}}{(b_2-\alpha_1)(b_3-\alpha_1)} + \frac{e^{-b_2 t}}{(\alpha_1-b_2)(b_3-b_2)} + \frac{e^{-b_3 t}}{(\alpha_1-b_3)(b_2-b_3)} \right) \quad (A1)$$

$$\text{mit } b_{2/3} = \frac{\alpha_{e\ell} + \alpha_2 + \alpha_3}{2} \pm \sqrt{\frac{(\alpha_{e\ell} + \alpha_2 - \alpha_3)^2}{4} + \alpha_2\alpha_3} \quad (A2)$$

Durch Umformung von Gl. (A1) erhält man

$$x_3(t) = \alpha_2 \frac{m_1(0)}{V_3} \left(\frac{e^{-\alpha_1 t}}{(\frac{b_2}{\alpha_1} - 1)(b_3-\alpha_1)} + \frac{e^{-b_2 t}}{(1 - \frac{b_2}{\alpha_1})(b_3-b_2)} + \frac{e^{-b_3 t}}{(1 - \frac{b_3}{\alpha_1})(b_2-b_3)} \right) \quad (A3)$$

Da b_2 und b_3 nicht von α_1 abhängen, geht der 1. Term mit wachsendem α_1 gegen Null.

Wird der 1. Term vernachlässigt, so erhält man

$$x_3(t) \approx \frac{\alpha_2}{V_3 b_2} \frac{b_2 m_1(0)}{b_3 - b_2} (e^{-b_2 t} - e^{-b_3 t}) \tag{A4}$$

Gl. (A4) ist identisch mit Gl. (5.7) mit $\gamma = \frac{\alpha_2}{V_3 b_2}$, $\lambda_1 = b_2$ und $\lambda_2 = b_3$.

Damit stellt Gl. (A4) eine brauchbare Näherung für den Fall dar, daß der Übergang des Pharmakons in das Blut sehr viel schneller verläuft als die Sekretion in das Kompartiment Muttermilch.

Gl. (A4) gilt exakt für intravenöse Applikation ($\alpha_1 \to \infty$).

Für den Fall, daß ein schneller Austausch zwischen Gewebe und Muttermilch stattfindet, ist Gl. (A4) ebenfalls anwendbar. Für $\alpha_2 \gg \alpha_1, \alpha_{e\ell}$, $\alpha_3 \gg \alpha_1, \alpha_{e\ell}$ erhält man

$$x_3(t) \approx \frac{\alpha_2}{\alpha_3} \frac{m_1(0)}{V_3} \frac{\alpha_1}{b_2 - \alpha_1} (e^{-\alpha_1 t} - e^{-b_2 t}) \tag{A5}$$

mit $b_2 = \frac{\alpha_{e\ell}}{1 + \alpha_2/\alpha_3}$.

In dieser Näherung gilt:

$$x_3(t) = \frac{\alpha_2}{\alpha_3} \frac{V_2}{V_3} y_2(t) \tag{A6}$$

d.h., die Konzentrationsverläufe in Plasma und Muttermilch sind parallel, im Falle einer passiven Diffusion sogar gleich.

Parallele Konzentrationsverläufe in Muttermilch und Plasma wurden bei Theophyllin (Yurchak und Jusko, 1976) und bei Theobromin

(Resman et al., 1977) gefunden. Gl. (A4) ist ebenfalls identisch mit Gl. (5.7) mit $\gamma = \frac{\alpha_2}{\alpha_3 V_3}$, $\lambda_1 = \alpha_1$ und $\lambda_2 = b_2$.

Der Massenverlust des Pharmakons durch die abgegebene Muttermilch ist in dem Modell nicht berücksichtigt. Eine einfache Betrachtung der Größenordnungen zeigt, daß der Massenverlust gering ist. Geht man von einem Verteilungsvolumen von 25 l bei Theophyllin und einem übertragenen Milchvolumen von 0.1 l aus, dann beträgt der Massenverlust 0.4%; Konzentrationsgleichheit zwischen Gewebe und Muttermilch vorausgesetzt. Dieser Massenverlust läßt sich auch exakt behandeln, indem man die entsprechenden Randwertprobleme sukzessive löst. Für eine einmalige extravasale Applikation in der Mutter ergibt sich das folgende Randwertproblem:

Es sei t_n der Zeitpunkt der Nahrungsaufnahme. Dann wird das Differentialgleichungssystem

$$\dot{m} + A\,m = 0 \tag{A7}$$

sukzessive in den Intervallen $(0, t_n)$ und (t_n, ∞) gelöst, wobei folgende Randbedingungen gelten:

$$m(0) = (m_1(0), 0, 0)^T, \quad m_1(0) = D \tag{A8}$$

$$m(t_n) = (m_1(t_n), m_2(t_n), f\, m_3(t_n))^T, \tag{A9}$$

wobei f der Anteil der Muttermilch ist, der nach der Nahrungsaufnahme noch vorhanden ist. Die Lösung dieses Randwertproblems ist

$$m_3(t) = \alpha_1 \alpha_2 D \, (c_1 e^{-\alpha_1 t} + c_2 e^{-b_2 t} + c_3 e^{-b_3 t}), \tag{A10}$$

$0 \leqq t \leqq t_n$; $c_1 = ((b_2 - \alpha_1)(b_3 - \alpha_1))^{-1}$; $c_2 = ((\alpha_1 - b_2)(b_3 - b_2))^{-1}$;

$c_3 = ((\alpha_1 - b_3)(b_2 - b_3))^{-1}$.

$$m_3(t) = D\Big(e^{-\alpha_1 t_n}\,\alpha_1\alpha_2\,(c_1e^{-\alpha_1(t-t_n)} + c_2e^{-b_2(t-t_n)}$$

$$+ c_3e^{-b_3(t-t_n)}) + (c_1e^{-\alpha_1 t_n}\,\alpha_1(\alpha_3-b_1) + c_2e^{-b_2 t_n}\,\alpha_1(\alpha_3-b_2)$$

$$+ c_3e^{-b_3 t_n}\,\alpha_1(\alpha_3-b_3))\,(c_2e^{-b_2(t-t_n)}\alpha_2(\alpha_1-b_2)$$

$$+ c_3e^{-b_3(t-t_n)}\alpha_2(\alpha_1-b_3)) + (c_2e^{-b_2 t}(\alpha_1-b_2)(\alpha_2+\alpha_{e\ell}-b_2)$$

$$+ c_3e^{-b_3 t}(\alpha_1-b_3)(\alpha_2+\alpha_{e\ell}-b_3))\,f\,m_3(t_n)\Big)\ ,\ t > t_n\ . \quad \text{(A11)}$$

Numerische Beispiele zeigen, daß der Massenverlust bei den hier vorgegebenen Größenordnungen die Konzentrationsverläufe nicht wesentlich beeinflußt, so daß Gl. (5.8) durchaus als Basis für die Abschätzung der Akkumulation im Säugling verwendet werden kann.

6. Therapiesimulation und Vergleich von Dosierungsschemata

6.1 Problemstellung

Die Wirkung eines Pharmakons hängt nicht nur von der Dosis, sondern auch in entscheidendem Maße vom Dosierungsschema ab. Wenn Nebenwirkungen auftreten können, ist man bestrebt, den Blutspiegel innerhalb einer therapeutischen Bandbreite zu halten. Das ist nur möglich, wenn ein bestimmtes Therapieschema eingehalten wird. Andernfalls kommt es zu einer unerwünschten Akkumulation des Pharmakons oder die wirksame Konzentration wird unterschritten. Problemstellungen dieser Art fallen in den Bereich der Pharmakokinetik: die Konzentrationsgrenzen sind durch den Pharmakologen festgelegt, wobei implizit Erfahrungen über die Dosiswirkungsbeziehung oder die Beziehung Dosis-Nebenwirkung eingehen. Diese Probleme können mit den üblichen Methoden der Pharmakokinetik gelöst werden: für ein vorgegebenes Dosierungsschema lassen sich die maximalen und minimalen Konzentrationen des Pharmakons in dem interessierenden Kompartiment berechnen (s. z. B. Abschnitt 5.2). Umgekehrt läßt sich das Dosierungsschema nach Vorgabe der Konzentrationsgrenzen ermitteln.

Die Wirkungsmechanismen der Pharmaka sind oft noch nicht soweit analysiert, daß eine mathematische Formulierung möglich ist. In diesen Fällen sind über die Pharmakokinetik hinaus keine Berechnungen möglich.
In Wirklichkeit lassen sich jedoch die Pharmakokinetik und die Wirkungsmechanismen des Pharmakons nicht trennen. Wenn man

die Wirkungsmechanismen mit in die Modellbildung einbezieht, erhält man nichtlineare Differentialgleichungen, aus denen sich eine unmittelbare Beziehung zwischen Dosierungsschema und Wirkung herstellen läßt. Die Lösung solcher Systeme ist im allgemeinen nicht mehr analytisch darstellbar, so daß man auf numerische Lösungen angewiesen ist.
Die Schwierigkeit besteht darin, ein adäquates Modell für den Wirkungsmechanismus zu formulieren. Eine Möglichkeit besteht darin, die pharmakokinetischen Gleichungen mit den Gleichungen der Rezeptorkinetik zu koppeln. Wenn man annimmt, daß die Wirkung des betrachteten Pharmakons durch den besetzten Rezeptor vermittelt wird, stellt der Anteil der besetzten Rezeptoren ein brauchbares Maß für die Wirkung des Pharmakons dar. Dieser Ansatz wird allgemein in Abschnitt 6.2 diskutiert, jedoch ohne Bezug auf ein konkretes Pharmakon. Dieser Ansatz läßt sich auf eine Klasse von Pharmaka anwenden, für die die Wirkung eine monotone Funktion der besetzten Rezeptoren ist. Ist der Anteil des gebundenen Pharmakons gering, lassen sich die pharmakokinetischen und rezeptorkinetischen Gleichungen trennen. Das ist sicher für diejenigen Pharmaka möglich, für die lineare Kinetiken gemessen worden sind.
In anderen Fällen, in denen das Pharmakon im Organismus chemisch umgewandelt wird, lassen sich die Gleichungen nicht mehr trennen. Die Pharmakokinetik spielt hier nur noch eine untergeordnete Rolle. Das ist der Fall bei der Streptokinasebehandlung, bei der die Streptokinase in der Reaktion mit Humanplasminogen verbraucht wird. Im Abschnitt 6.3 wird ein Modell des Reaktionsschemas

dieser Therapie vorgestellt, das es ermöglicht, Therapieverläufe zu simulieren. Da die erforderlichen Rechenzeiten für die numerische Lösung des Differentialgleichungssystems kurz sind, wurde ein interaktives Programm entwickelt, mit dem es möglich ist, eine klinische Situation zu simulieren, in der während der laufenden Therapie noch Änderungen des Dosierungsschemas vorgenommen werden können.

Obwohl es prinzipiell möglich wäre, ein solches Modell zur individuellen Therapieplanung einzusetzen, ist ein solches Vorgehen praktisch kaum realisierbar, da dazu sehr viele Konzentrationsbestimmungen vorgenommen werden müssen.

Das ist im Routinebetrieb nicht durchführbar.

Andererseits trägt dieses Simulationsmodell wesentlich zum Verständnis der Dynamik dieser Therapie bei: da die Zusammenhänge zwischen Dosierung, Konzentrationsverläufen und Wirkung sehr komplex sind, ist die intuitive Einsicht in die Dynamik dieses komplexes Geschehens begrenzt. Ein weiterer Vorteil besteht darin, daß man auch extreme Situationen, z. B. eine Überdosierung durchspielen kann, die sich im klinischen Experiment nicht realisieren lassen.

6.2 Wirkungsvergleich von Therapieschemata bei Rezeptorbindung des Pharmakons

6.2.1 Pharmakokinetisches Modell mit Rezeptorbindung

In diesem Abschnitt gelten folgende Bezeichnungen:

y_i : Pharmakonkonzentration im i-ten Kompartiment

r : Konzentration des freien Rezeptors

r_1 : Konzentration des gebundenen Rezeptors

$\bar{r}_1 = \frac{r_1}{r_o}$: Anteil der gebundenen Rezeptoren

r_o : Gesamtkonzentration der Rezeptoren

R : Symbol für Rezeptor

P : Symbol für Pharmakon

k_i : kinetische Konstanten

α_i : kinetische Konstanten für die Rezeptorbindung

γ : Anzahl der Pharmakonmoleküle, die an einen Rezeptor binden können.

Die Wirkung einer Chemotherapie wird vom Konzentrationsverlauf eines Pharmakons im Wirkungskompartiment, also der Pharmakokinetik, und von der Interaktion des Pharmakons mit den Rezeptoren, der Pharmakodynamik, bestimmt (s. Abb. 6.1).
Um die Pharmakokinetik und Dynamik in einem Modell zu erfassen, das den Vergleich von Therapieschemata ermöglichen soll, benötigt man zusätzlich zu den Bewegungsgleichungen der Pharmako-

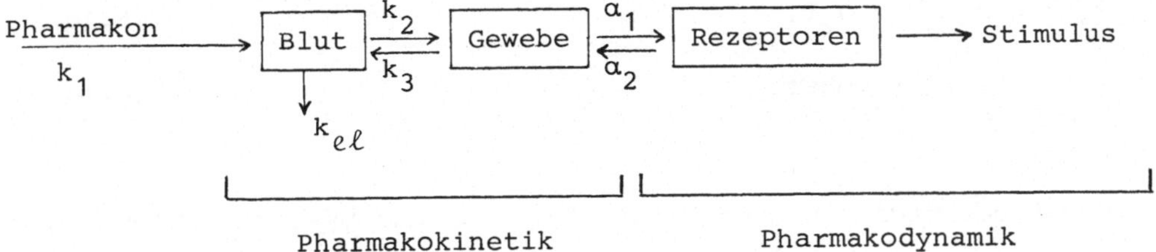

Abb. 6.1. Schema der Wirkung eines Pharmakons

kinetik ein mathematisches Modell der Pharmakonrezeptor-Bindung. Dabei wird angenommen, daß die Wirkung des Pharmakons über den Rezeptor vermittelt wird.

Für die Bindung eines Pharmakons an einen Rezeptor wird das folgende einfache Reaktionsschema angenommen (s. Wilbur et al., 1975):

$$R + \gamma P \underset{\alpha_2}{\overset{\alpha_1}{\rightleftharpoons}} RP$$

Die Bewegungsgleichungen für die Pharmakonrezeptorbindung lassen sich analog zu einer enzymatischen Reaktion (s. Abschnitt 3) formulieren, so daß man für das in Abb. 6.1 dargestellte System die Bewegungsgleichungen

$$\dot{y}_1 = -k_1 y_1 \tag{6.1a}$$

$$\dot{y}_2 = k_1 y_1 - (k_{e\ell} + k_2) y_1 + k_3 y_3 \tag{6.1b}$$

$$\dot{y}_3 = k_2 y_1 - k_3 y_3 - \alpha_1 r\, y_3{}^{\gamma} + \alpha_2 r_1 \tag{6.1c}$$

$$\dot{r}_1 = \alpha_1 r\, y_3{}^{\gamma} - \alpha_2 r_1 \qquad (6.1d)$$

$$r + r_1 = r_o = \text{const} \qquad (6.1e)$$

erhält.

Wegen der nichtlinearen Terme läßt sich das System exakt nur numerisch lösen.

Für viele Pharmaka wird angenommen, daß die Wirkung W eine monotone Funktion von r_1 ist (s. van Rossum, 1966):

$$w(t) = f(r_1(t)) \qquad (6.2)$$

In erster Näherung wird

$$w = \lambda\, r_1(t) \qquad (6.3)$$

angenommen, wobei λ als "intrinsic activity" bezeichnet wird. Es liegt nahe, das Integral

$$W(T) = \int_0^T f(r_1(t))dt \qquad (6.4)$$

als Maß für die Gesamtwirkung eines Pharmakons im Intervall (O,T) zu definieren.

Wegen der Nichtlinearität der Gleichungen hängt W nicht nur von der Gesamtdosis D, sondern auch vom Dosierungsschema S und der Arzneimittelform ab. Bei oraler Gabe oder bei Injektion wird ein Dosierungsschema definiert durch

$$S = \{(D_1, t_1),\ (D_2, t_2), \ldots,\ (D_n, t_n)\}\ , \qquad (6.5)$$

wobei D_i die i-te Dosis bezeichnet, die zum Zeitpunkt t_i verabreicht wird mit $0 \leqq t_1 < t_2 < \ldots < t_n$.

Die Gesamtdosis ist $D = \sum_{i=1}^{n} D_i$.

Bei Infusion ist das Dosierungsschema definiert durch

$$S = (v(t), t_e) \tag{6.6}$$

mit der Infusionsrate $v(t)$ und der Infusionsdauer t_e. Für $t > t_e$ ist $v(t) = 0$. Die Gesamtdosis ist gegeben durch

$$D = \int_0^{t_e} v(t)dt \; . \tag{6.7}$$

6.2.2 Entkopplung der Gleichungen

Unter den folgenden Voraussetzungen lassen sich beide Systeme getrennt betrachten:

1. Nur ein geringer Teil des Pharmakons wird an den Rezeptor gebunden.
2. Die zeitlichen Änderungen von y sind sehr klein im Vergleich zur charakteristischen Zeit der Rezeptor - Pharmakon - Reaktion.

Aus der 1. Voraussetzung folgt, daß die $y_i(t)$ in guter Näherung durch die pharmakokinetischen Bewegungsgleichungen bestimmt werden, da man den Anteil des an den Rezeptor gebundenen Pharmakons vernachlässigen kann.

Im Gleichgewichtsfall $\dot{r}_1 = 0$ und $y_3(t) = \text{const.}$ ist

$$r_1 = \frac{r_0 \, y_3{}^{\gamma}}{y_3{}^{\gamma} + K} \tag{6.8}$$

mit $K = \frac{\alpha_2}{\alpha_1}$.

Auch für kompliziertere Fälle (mehrere Bindungsstellen, verschiedene Pharmaka) läßt sich r_1 im Gleichgewichtsfall als eine gebrochen -rationale Funktion der Pharmakonkonzentration darstellen (s. Ashford und Cobby, 1974).
Aufgrund der 2. Voraussetzung wird die Gl. (6.8), die für $y_3 = \text{const.}$ abgeleitet wurde, auch für zeitabhängige y_3 verwendet:

$$r_1(t) = \frac{r_0 \, y_3(t)^{\gamma}}{y_3(t)^{\gamma} + K} \quad . \tag{6.9}$$

Im folgenden wird

$$W(T) = \int_0^T \bar{r}_1(t)dt \tag{6.10}$$

als Vergleichskriterium genommen, wobei

$\bar{r}_1 = \frac{r_1(t)}{r_0}$ ist.

6.2.3 Abhängigkeit der Wirkung von der Arzneimittelform

Das folgende Beispiel soll die Abhängigkeit der Wirkung von der Arzneimittelform demonstrieren.
Es werden zwei Arzneimittelformen eines Pharmakons betrachtet:

ein Normalpräparat und ein Retardpräparat. Dabei wird angenommen, daß beide Präparate die gleiche Bioverfügbarkeit aufweisen, d.h. sich nur in der Konstanten k_1 unterscheiden. Der Anteil des in die systemische Zirkulation gelangten Pharmakons ist gleich bei unterschiedlichen Konzentrationsverläufen. Es wird der Fall $\gamma = 2$ betrachtet, für den die Rezeptorbindungskurve im Gleichgewichtsfall sigmoid ist. Die Konstanten sind in Tabelle 1 angegeben. Die pharmakokinetischen Konstanten wurden von Meßdaten geschätzt, während die Konstante K fiktiv ist.

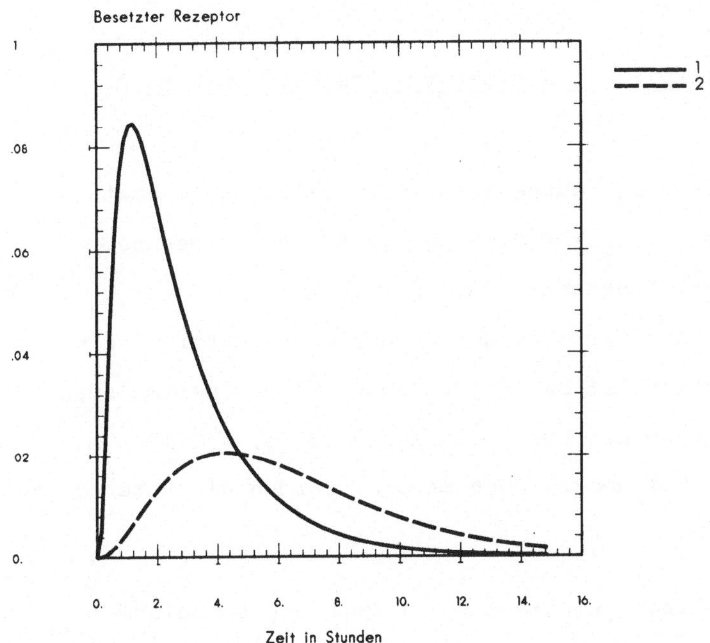

Abb. 6.2. Der Anteil des besetzten Rezeptors als Funktion der Zeit für ein Normalpräparat (k_1 = 2.4/h) und ein Retardpräparat (k_1 = 0.24/h) bei gleicher Gesamtdosis.

1: Normalpräparat
2: Retardpräparat

Abbildung 6.2 zeigt die zeitlichen Verläufe von $\bar{r}_1(t)$ nach Applikation einer einmaligen Dosis für ein Normalpräparat und ein Retardpräparat bei gleicher Dosis. Die Wirkung des Normalpräparats (W = 0.28) ist in diesem Beispiel fast doppelt so hoch wie die des Retardpräparates (W = 0.15). Die Differenz der Wirkungen wird mit wachsender Dosis oder mit abnehmendem K kleiner.

Das Beispiel zeigt, daß wegen der nichtlinearen Wirkungsmechanismen die Wirkung eines Pharmakons von der Applikationsart stark abhängen kann.

6.2.4 Abhängigkeit der Wirkung vom Dosierungsschema

Im folgenden Beispiel wurde W für die Dosierungsschemata $S_1 = \{(0,160 \text{ mg})\}$, $S_2 = \{(0,80 \text{ mg}),(8,80 \text{ mg})\}$ berechnet (Normalpräparat, Konstanten Tab. 6.1).
Abb. 6.3 zeigt die Verläufe der besetzten Rezeptoren. Die einmalige Applikation ist bei diesem Beispiel der zweimaligen Applikation der halben Dosis überlegen ($W(S_1) = 0.97$, $W(S_2) = 0.64$). Bei höherer Gesamtdosis werden die Unterschiede geringer.

Tab. 6.1. Kinetische Konstanten der gerechneten Beispiele

k_1 [1/h]	k_2 [1/h]	k_3 [1/h]	$k_{e\ell}$ [1/h]	γ	K_R [µg/ml]
2.4 (0.24)*	11	1.4	2.3	2	49

* Retardform

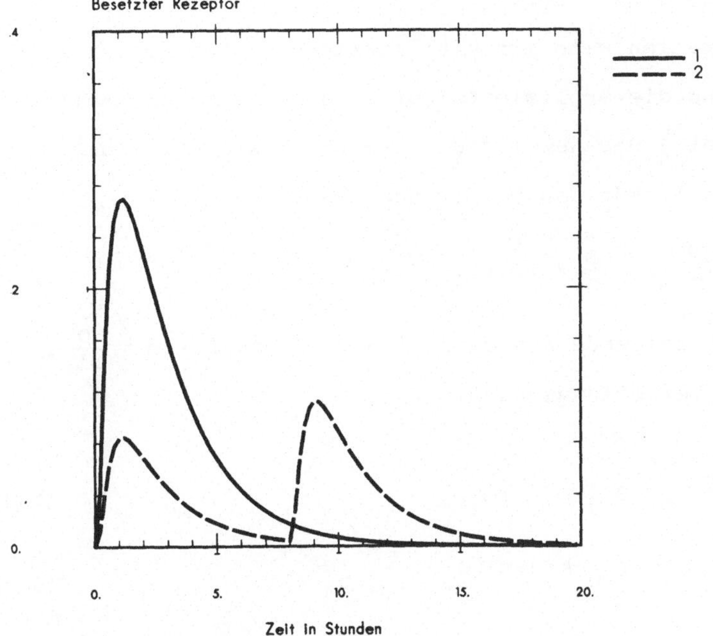

Abb. 6.3. Der Anteil der besetzten Rezeptoren als Funktion der Zeit für zwei Dosierungsschemata bei gleicher Gesamtdosis. 1: einmalige Applikation, 2: zweimalige Applikation.

6.2.5 Berechnung der Wirkungsfunktion für einige Spezialfälle

6.2.5.1 Konzentrationsverläufe im Wirkungskompartiment für multiple Injektion

Ein Pharmakon mit der Eliminationskonstanten k werde intravenös verabreicht. Es wird angenommen, daß sich das Diffusionsgleichgewicht zwischen Gewebe und Blut sehr schnell einstellt, so daß sich im Blut und im Wirkungskompartiment die gleichen Konzentrationsverläufe einstellen.

Die Konzentration wird mit y(t) bezeichnet. Das Applikationsintervall und die applizierte Dosis werden als konstant vorgegeben. Es sei $\frac{D}{n}$ die jeweils applizierte Dosis und τ das Dosierungsintervall. Für das Dosierungsschema

$$S = (\frac{D}{n},0),\ (\frac{D}{n},\tau),\ (\frac{D}{n},2\tau),\ldots,\ (\frac{D}{n},(n-1)\tau)$$

ergeben sich folgende Konzentrationsverläufe mit $d = \frac{D}{nV}$, wobei V das Verteilungsvolumen ist:

$$y(t) = d\,e^{-kt}\ ,\quad 0 \leqq t < \tau \tag{6.11}$$

$$y(t) = d\,(1 + e^{-k\tau})e^{-k(t-\tau)}\ ,\quad \tau \leqq t < 2\tau \tag{6.12}$$

.....

$$y(t) = d\,\frac{1 - e^{-mk\tau}}{1 - e^{-k\tau}}\,e^{-k(t-m\tau)}\ ,\quad m\tau \leqq t < (m+1)\tau \tag{6.13}$$

$$y(t) = d\,\frac{1 - e^{-nk\tau}}{1 - e^{-k\tau}}\,e^{-k(t-n\tau)}\ ,\quad t > n\tau \tag{6.14}$$

Bei konstanter Infusion ist der Konzentrationsverlauf y(t)

$$y(t) = \frac{v}{k}\,(1 - e^{-kt})\ ,\quad t \leqq t_e \tag{6.15}$$

$$y(t) = \frac{v}{k}\,(1 - e^{-kt_e})\,e^{-k(t-t_e)}\ ,\quad t > t_e \tag{6.16}$$

6.2.5.2 Wirkungsvergleich bei hyperbolischer Form der Rezeptorbindungskurve

Für $\gamma = 1$, d.h. für die Bindung nur eines Pharmakons (s. Gl. 6.8), hat $\bar{r}_1$ in Abhängigkeit von y einen hyperbolischen Verlauf. Für das Dosierungsschema

$$S_n = \{(\tfrac{D}{n},0),\ (\tfrac{D}{n},\tau),\dots,\ (\tfrac{D}{n},(n-1)\tau)\}$$

läßt sich das Integral (Gl. 6.10) unter Verwendung der Gln. (6.11)-(6.14) berechnen:

$$W_n = \frac{1}{k}\sum_{i=1}^{n-1} \ell n \frac{\frac{d}{n}\frac{1-e^{-ik\tau}}{1-e^{-k\tau}} + K}{\frac{d}{n}\frac{1-e^{-ik\tau}}{1-e^{-k\tau}}e^{-k\tau} + K} + \ell n \frac{\frac{d}{n}\frac{1-e^{-nk\tau}}{1-e^{-k\tau}} + K}{K} \tag{6.17}$$

Mit Gl. (6.17) als Vergleichskriterium soll nun untersucht werden, ob das Dosierungsschema bei konstanter Gesamtdosis D einen Einfluß auf die Gesamtwirkung hat.
Die Wirkung einer einmaligen Injektion wird mit der Wirkung einer zweimaligen Injektion der halben Dosis verglichen, d.h.

$$S_1 = (D,0)\quad,\quad S_2 = \{(\tfrac{D}{2},0),(\tfrac{D}{2},\tau)\}\ .$$

Dann ist

$$W_1 = \frac{1}{k}\,\ell n\,\frac{d+K}{K}\quad, \tag{6.18}$$

$$W_2 = \frac{1}{k} \ln \frac{(\frac{d}{2} + K)(\frac{d}{2}(1 + e^{-k\tau}) + K}{(\frac{d}{2} e^{-\tau} + K) K} \tag{6.19}$$

Es gilt:

$W_2 \geqq W_1$ für $K > 0$, $k > 0$ und $\tau \geqq 0$.

W_2 wächst monoton mit wachsendem τ.

Dieses Ergebnis läßt sich für den stationären Fall auf m bzw. n Applikationen verallgemeinern. Nach einer großen Anzahl von Applikationen stellt sich zwischen zwei Applikationen die periodische Grenzfunktion

$$y(t) = \frac{d}{1 - e^{-k\tau}} e^{-kt} \quad , \quad 0 \leqq t \leqq \tau \tag{6.20}$$

ein, so daß die Wirkung zwischen zwei Applikationen durch

$$W = \frac{1}{k} \ln \frac{\frac{d}{Kn} \frac{1}{1 - e^{-k\tau}} + 1}{\frac{d}{Kn} \frac{e^{-k\tau}}{1 - e^{-k\tau}} + 1} \tag{6.21}$$

gegeben ist mit $\tau = \frac{T}{n}$.

Nach n Applikationen ist die Wirkung

$$W_n = n\,W \tag{6.22}$$

Es werden zwei Dosierungsschemata im Zeitintervall (O,T) mit n bzw. m Applikationen bei gleicher Gesamtdosis betrachtet.

Es gilt

$$W_n \geqq W_m \quad , \; n \geqq m, \; k > 0, \; k > 0, \; T > 0. \tag{6.23}$$

Der Beweis der Ungleichung (6.23) folgt aus der Monotonie der Ableitungen

$$\frac{\partial W_n}{\partial T} \text{ und } \frac{\partial}{\partial n}\frac{\partial W_n}{\partial T} .$$

Abb. 6.4 zeigt W_n als Funktion von n für T = 48, k = 0.177, K = 8, d = 50 .

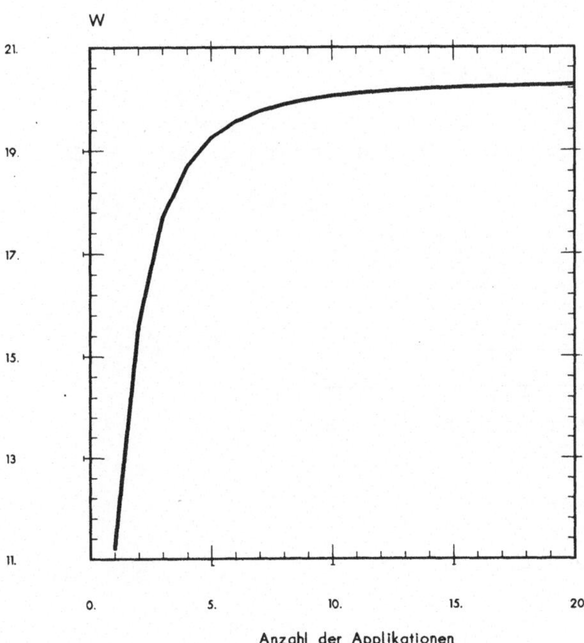

Abb. 6.4. W_n als Funktion von n für $\gamma = 1$.

Folgerung:

Bei einer Dosiswirkungsfunktion der Form Gl. (6.8) wird bei $\gamma = 1$ bei konstanter Gesamtdosis mit einer höheren Anzahl von Applikationen eine höhere Wirkung erzielt (diese Aussage gilt streng genommen nur für n = 1, n = 2 und für den stationären Fall).

6.2.5.3 Wirkungsvergleich bei sigmoider Form der Rezeptorbindungskurve

Für $\gamma = 2$ wird die Dosiswirkungsfunktion sigmoid. Für das Dosierungsschema

$$S_n = \{(\frac{D}{n},0),(\frac{D}{n},\tau),\ldots,(\frac{D}{n},(n-1)\tau)\}$$

berechnet sich das Integral Gl. (6.10) unter Verwendung der Gln. (6.11)-(6.14) zu

$$W_n = \frac{1}{2k}\left\{\sum_{i=1}^{n-1} \ell n \frac{(\frac{d}{n})^2 \left(\frac{1-e^{-ik\tau}}{1-e^{-k\tau}}\right)^2 + K}{(\frac{d}{n})^2 \left(\frac{1-e^{-ik\tau}}{1-e^{-k\tau}}\, e^{-k\tau}\right)^2 + K} + \ell n \frac{(\frac{d}{n})^2 \left(\frac{1-e^{-nk\tau}}{1-e^{-k\tau}}\right)^2 + K}{K}\right\} \qquad (6.24)$$

W_n hängt nicht monoton von τ ab wie Gl. (6.17). Wegen der komplizierten Struktur der sich ergebenden Ungleichungen werden nur zwei Spezialfälle behandelt:

a) Die Wirkung einer einmaligen Injektion wird mit der Wirkung einer zweimaligen Injektion der halben Dosis verglichen, d.h.

$$S_1 = (D,0) \quad , \quad S_2 = \{(\tfrac{D}{2},0),(\tfrac{D}{2},\tau)\}.$$

Es ist

$$W_1 = \frac{1}{2k} \ln \frac{d^2 + K}{K} \tag{6.25}$$

$$W_2 = \frac{1}{2k} \ln \frac{((\frac{d}{2})^2 + K)((\frac{d}{2}(1 + e^{-k\tau}))^2 + K}{((\frac{d}{2} e^{-k\tau})^2 + K)\; K} \tag{6.26}$$

W_2 hängt nicht monoton von τ ab, und es gelten die Ungleichungen:

$$W_2 \begin{cases} \geqq W_1 & \text{für } \frac{d^2}{K} \geqq B \\ < W_1 & \text{für } \frac{d^2}{K} < B \end{cases} \tag{6.27}$$

mit $B = \dfrac{8(z - 1)}{3z^2 - 1 - 2z}$, wobei $z = e^{-k\tau}$.

Für den Spezialfall $\tau \to \infty$ folgt daraus

$$W_2 \begin{cases} \geqq W_1 & \text{für } d \geqq \sqrt{8K} \\ < W_1 & \text{für } d < \sqrt{8K} \end{cases} \tag{6.28}$$

Folgerung:

Das Dosierungsschema S_2 ist dem Dosierungsschema S_1 nur dann überlegen, wenn die Gesamtdosis D einen bestimmten Wert überschreitet.

b) Kontinuierliche Infusion. Es wird als Spezialfall die kontinuierliche Infusion im stationären Zustand betrachtet. Unter Vernachlässigung der Übergangsphase in den stationären Zustand erhält man für das Dosierungsschema $S = (v,t_e)$:

$$W(S,t_e) = \frac{v\,d}{(\frac{v}{K})^2 + d} \tag{6.29}$$

Die Gesamtdosis D wird konstant gehalten, variiert werden die Infusionsdauer t_e und die Infusionsrate v mit $v\,t_e = d = \text{const.}$ W(S) hat ein Maximum für

$$S = (v,t_e) = (k\sqrt{K}\ ,\ \frac{d}{k\sqrt{K}})\ . \tag{6.30}$$

Die stationäre Konzentration des Pharmakons ist damit festgelegt durch $y = \sqrt{K}$, d.h. durch die Halbwertkonzentration. Es ist $\bar{r}(\sqrt{K}) = 1/2$.

Stationärer Zustand

Im stationären Zustand ist die Wirkung nach n Applikationen

$$W_n = \frac{n}{2k}\,\ell n\,\frac{(\frac{d}{n})^2(\frac{1}{1 - e^{-k\tau}})^2 + K}{(\frac{d}{n})^2(\frac{e^{-k\tau}}{1 - e^{-k\tau}})^2 + K} \tag{6.31}$$

W_n ist keine monotone Funktion von τ.

Abb. 6.5 zeigt W_n als Funktion von n für verschiedene Werte von T.

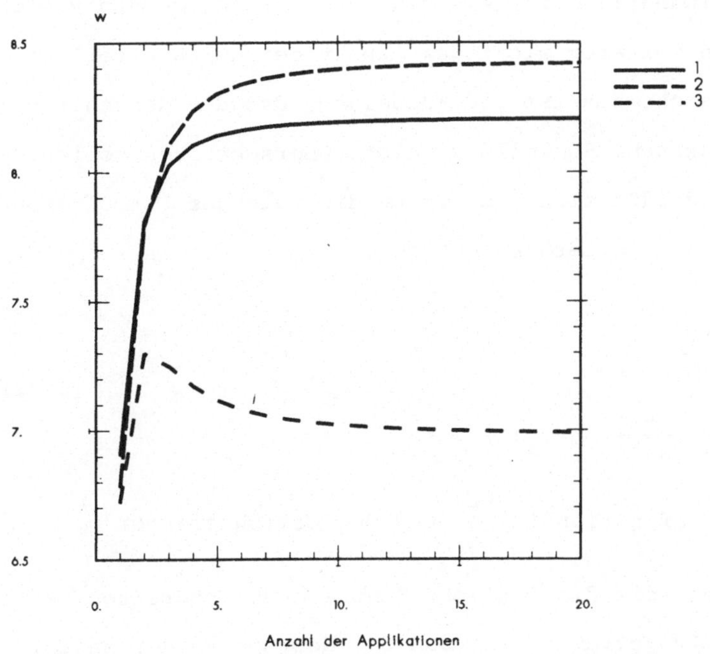

Abb. 6.5. W_n als Funktion von n für γ = 2 bei drei verschiedenen Applikationszeiten (k = 0.18/h , K = 64, d = 25).

(1) T = 12 h
(2) T = 24 h
(3) T = 36 h

6.2.6 Weitere Vergleichskriterien

Die Beispiele zeigen, daß bei nichtlinearen Dosiswirkungsbeziehungen neben der Gesamtdosis die Arzneimittelform und das Dosierungsschema die Wirkung einer Chemotherapie beeinflussen. Das hier verwendete Vergleichskriterium ist jedoch keineswegs generell verwendbar: es ist ein mögliches Kriterium von vielen denkbaren. Ein weiterer wichtiger Aspekt bei der Beurteilung von Dosierungsschemata ist die Forderung, daß die Konzentrationen eine toxische Schwelle s_t nicht überschreiten sollen. Diese Forderung läßt sich z.B. durch die folgende Formulierung der Wirkungsfunktion berücksichtigen:

$$w(t) = \begin{cases} r_1(t) & y_3(t) < s_t \\ g\, \ell n \dfrac{s_t}{y_3(t)} & y_3(t) \geqq s_t \end{cases} \qquad (6.32)$$

mit der Gewichtsfunktion $\ell n \dfrac{s_t}{y_3}$ und dem Gewichtsfaktor g.

Konzentrationen, die die toxische Schwelle überschreiten, werden hier negativ gewichtet, so daß bei der Lösung der Maximierungsaufgabe des Wirkungsfunktionals W(S,T) keine Dosierungsschemata vorkommen können, bei denen die Konzentrationsverläufe überwiegend oberhalb der toxischen Schwelle verlaufen.
Die Wahl einer geeigneten Gewichtsfunktion und Gewichtsfaktoren hängt von der jeweiligen Problemstellung ab.
Ein Wirkungsfunktional läßt sich auch ohne Berücksichtigung des Wirkungsmechanismus formulieren, indem man geeignete Gewinn-

und Verlustfunktionen einführt. Ein solcher Ansatz wurde von Gaillot, Steimer et al. (1979) auf die Optimierung der Lithiumtherapie angewendet.

6.3 Simulation der Streptokinasebehandlung

6.3.1 Reaktionsschema

Ziel der Streptokinasetherapie ist es, das körpereigene Plasminogen in Plasmin umzuwandeln, um die Auflösung von Thromben zu beschleunigen. Plasminogen ist ein Polypeptid mit 22 Disulfidbrücken mit Lysin als N- und Asparagin als C-terminale Aminosäure. Bei der Aktivierung werden Disulfidbrücken reduziert, so daß zwei Ketten entstehen.
Streptokinase ist ein Stoffwechselprodukt β-hämolysierender Streptokokken, eine Peptidkette mit einem Molekulargewicht von etwa 48000. Obwohl die Bezeichnung Streptokinase Enzymeigenschaften suggeriert, ist Streptokinase kein Enzym.
Streptokinase bildet mit Plasminogen einen Aktivatorkomplex, ein Enzym mit estereolytischen Eigenschaften. Der Aktivator wandelt Plasminogen in Plasmin um: aus Plasminogen entstehen sowohl der Aktivator als auch Plasmin (s. Abb. 6.6).
Da die Streptokinase im Vergleich zu Plasminogen nur ein geringes Molekulargewicht besitzt, können Streptokinasemoleküle in Thromben hineindiffundieren und dort das eingeschlossene Plasminogen aktivieren.
Die Streptokinasebehandlung bewirkt also die Umwandlung des körpereigenen Plasminogens in Plasmin via den Aktivator.

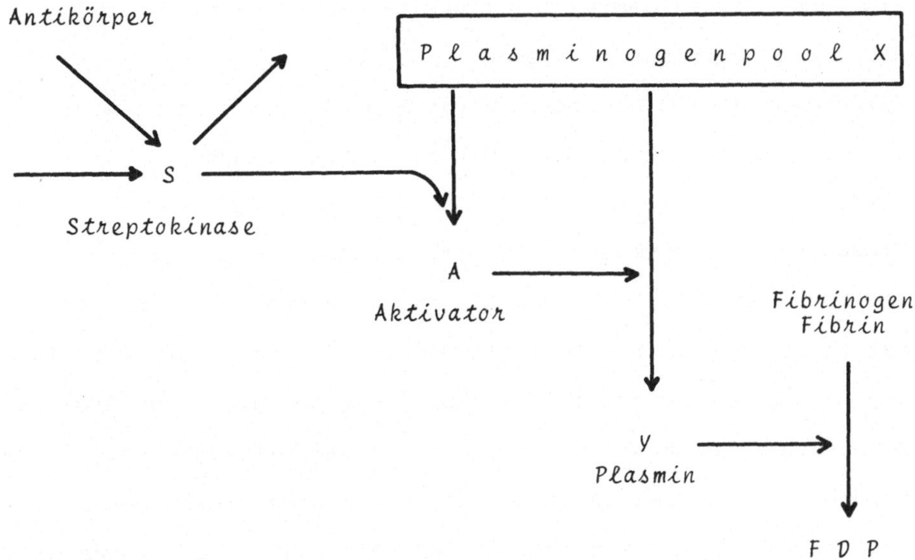

Abb. 6.6. Reaktionsschema der Wirkung von Streptokinase. Streptokinase (S) bildet mit Plasminogen (X) einen Aktivator (A), der Plasminogen in Plasmin (Y) umwandelt. Plasmin wandelt Fibrinogen und Fibrin in Spaltprodukte (FDP) um.

6.3.2 Probleme der Dosierung

Da aus Plasminogen sowohl Aktivator als auch Plasmin entstehen, bewirkt eine zu hohe Dosierung, daß zuviel Plasminogen in Aktivator umgewandelt wird anstatt in Plasmin. Eine geringe Dosis ist möglicherweise wirkungslos, da Streptokinase von Antikörpern abgefangen werden kann, die nach einer Infektion durch Streptokokken gebildet werden.

Eine hohe Initialdosis (10^6 Einheiten Streptokinase) wird daher als vorteilhaft angesehen, da

(i) eine schnelle Aktivierung von Plasminogen erzielt wird

(ii) die Antikörperschwelle mit Sicherheit überschritten wird.

Dieses Behandlungsschema wird jedoch wegen möglicher Risiken in Frage gestellt: die hohe Anfangsdosierung führt unmittelbar zu einer Plasminämie (Poliwoda, 1974), verbunden mit einem sehr schnellen Verbrauch des Plasminogenpools. Dieser Prozess kann nicht mehr gestoppt werden. Wenn der Plasminogenpool verbraucht ist, werden keine gerinnungshemmende Fibrinogen-Fibrin Spaltprodukte mehr erzeugt, so daß kein Schutz mehr gegen Rethrombosen besteht.

Die Aufrechterhaltung eines hohen Spiegels von Spaltprodukten wird daher von einigen Autoren als vorteilhaft angesehen (Hiemeyer, 1971).

Die Therapiekontrolle erfolgt über die Messung der Thrombinzeit, des Fibrinogens und der Spaltprodukte. Mit einem neuen Routineverfahren lassen sich Plasminogenbestimmungen sehr schnell durchführen (Jacobi, 1976), so daß auch der Plasminogenverbrauch gut kontrolliert werden kann. Ein Schnelltest zur exakten Bestimmung der Antikörper fehlt jedoch.

6.3.3 Mathematisches Modell

Das in Abb. 6.3 dargestellte Reaktionsschema enthält elementare chemische Reaktionen und enzymatische Reaktionen. Die Umwandlung von Plasminogen in Plasmin und die Spaltung von Fibrinogen sind enzymatische Reaktionen. Nach Wahl (1977) folgt die Aktivatorkinetik einem Michaelis-Menten Gesetz. Für die Spaltung des Fibrinogens wird dasselbe Gesetz angenommen. Alle übrigen Reaktionen werden durch die elementaren chemischen Reaktionsgleichungen beschrieben.

Bezeichnungen:

z : Antikörper

s_1 : Streptokinase im Gewebe oder anderen Kompartimenten (bei oraler Applikation)

s_2 : Streptokinase im Blut

x : Plasminogen

a : Aktivator

y : Plasmin

f : Fibrinogen

f_s : Spaltprodukte

v_z : Biosyntheserate des Antikörpers

v_p : Biosyntheserate von Plasminogen

v_f : Biosyntheserate von Fibrinogen

v_o : Infusionsrate von Streptokinase

k_i, K_i: kinetische Konstanten

$$\dot{z} = v_z - k_N z s_2 \quad (6.33)$$

$$\dot{s}_1 = - k_r s_1 \quad (6.34)$$

$$\dot{s}_2 = k_r s_1 - k_x x s_2 - k_N z s_2 - K_{sk} s_2 + v_o \quad (6.35)$$

$$\dot{x} = - k_x x s_2 - \frac{k_a a x}{x + K_p} + v_p - K_x x \quad (6.36)$$

$$\dot{a} = k_x s_2 x - K_a a \quad (6.37)$$

$$\dot{y} = \frac{k_a a x}{x + K_p} - K_y y \quad (6.38)$$

$$\dot{f} = - \frac{k_f f y}{f + K_m} + v_f - K_f f \quad (6.39)$$

$$\dot{f}_s = \frac{k_f f y}{f + K_m} - K_s f_s \quad (6.40)$$

Die Gleichungen beschreiben die folgenden Prozesse:

Gl. (6.33): Biosynthese und Verbrauch des Antikörpers

Gl. (6.34): Übergang von Streptokinase ins Blut von einem Depot.

Gl. (6.35): Bilanzgleichung der Streptokinase im Blut: Streptokinase gelangt in das Blut entweder durch Resorption (1. Term) oder durch Infusion (5. Term). Streptokinase wird verbraucht in der Reaktion mit Plasminogen (2. Term), mit Antikörper (3. Term) und durch Elimination (4. Term).

Gl. (6.36): Bilanzgleichung des Plasminogens: Plasminogen wird in Aktivator umgewandelt (1. Term) und in Plasmin (2. Term). Die beiden letzten Terme beschreiben die Biosynthese und Elimination.

Gl. (6.37): Bildung und Zerfall des Aktivators

Gl. (6.38): Bildung und Zerfall von Plasmin

Gl. (6.39): Spaltung von Fibrinogen (1. Term), Biosynthese und Elimination.

Gl. (6.40): Produktion und Elimination von Spaltprodukten

Das Gleichungssystem läßt sich wahlweise auf orale Applikation ($v_o = 0$, $k_r > 0$) oder auf intravenöse Applikation ($k_r = 0$) anwenden.
Das System ist durch die kinetischen Konstanten und die Anfangsbedingungen festgelegt. Als experimentelle Anfangswerte gehen in das System die Antikörperkonzentration z_o, der Plasminogenpool x_o, die Fibrinogenkonzentration f_o und die Streptokinaseanfangskonzentrationen $S_1(0)$ bzw. $S_2(0)$ ein. Alle anderen Anfangswerte werden gleich Null gesetzt.
Die Thrombinzeit wird nach der Näherungsformel

$$t_c = t_o(1 + f_s/C_s) \qquad (6.41)$$

berechnet.

Als Vergleichskriterium für den Vergleich von Dosierungsschemata wird das Integral

$$W(S,T) = \int_0^T y(t)dt \qquad (6.42)$$

verwendet. Gl. (6.42) ist ein Mass für die Gesamtmenge an Plasmin, die während der Therapie erzeugt worden ist.

6.3.4 Stationärer Zustand

Bei konstanter Infusion besitzt das System nichttriviale stationäre Lösungen für $v_o > v_z$. Für die stationäre Lösung $\bar{x}$ erhält man die kubische Gleichung

$$(\bar{x} + K_p)(k_x\bar{x} + K_{sK})(K_aK_x\bar{x} - K_av_p) + v_ok_x\bar{x}\,((K_a + k_a)\bar{x} + K_aK_p) = 0 \tag{6.43}$$

wobei $v_o := v_o - v_z$ gesetzt ist. Gl. (6.43) hat eine positive reelle Nullstelle. Die Abhängigkeit der stationären Lösung von der Infusionsrate v_o sieht man aus der Umkehrfunktion:

$$v_o = \frac{(v_n - K_x\bar{x})(k_x\bar{x} + K_{sK})(\bar{x} + K_n)\,K_a}{\bar{x}\,(K_a + k_a) + K_aK_n}\;\frac{K_a}{k_x\bar{x}} \tag{6.44}$$

Für $x = \frac{v_n}{K_x}$ ist $v_o = 0$, für $x \to 0$ geht $v_o \to \infty$, im Intervall $(0, \frac{v_n}{K_x})$ hat v_o kein Extremum, d.h., $\bar{x}$ geht mit wachsendem v_o monoton gegen Null.

Die anderen Nullösungen sind als Funktion von $\bar{x}$ gegeben:

$$\bar{a} = \frac{v_n - K_x\bar{x}}{\bar{x}\,(k_a + K_a) + K_aK_n} \tag{6.45}$$

$$\bar{y} = \frac{1}{K_y}\,(v_n - K_x\bar{x})\,\frac{\frac{k_a}{k_a + K_a}\,\bar{x}}{\bar{x} + \frac{K_aK_n}{k_a + K_a}} \tag{6.46}$$

$\bar{a}$ geht für $v_o \to \infty$ monoton gegen die Konstante $\frac{v_n}{K_a K_n}$, während $\bar{y}$ zunächst von Null auf einen maximalen Wert ansteigt und dann gegen Null geht. Der maximale Wert wird an der Stelle

$$\bar{x} = -\frac{1}{2}\,\frac{K_x AB + BK_x}{K_x} + \sqrt{\left(\frac{K_x AB + BK_x}{2AK_x}\right)^2 + \frac{v_n K_a K_n}{K_x k_n}} \qquad (6.47)$$

angenommen mit $A = \frac{k_a}{k_a + K_a}$ und $B = \frac{K_a K_n}{k_a + K_a}$.

Die zugehörige Infusionsrate erhält man durch Einsetzen von Gl. (6.47) in Gl. (6.44).

Die Abbildungen 6.7a und 6.7b zeigen die stationären Lösungen für die in Tabelle 6.2 dargestellten Parameter.

Folgerungen:

Mit wachsender Infusionsrate nimmt der stationäre Plasminogenpool ab, während die stationäre Plasminkonzentration zunächst ansteigt, ein Maximum erreicht und asymptotisch gegen Null geht. Die stationäre Aktivatorkonzentration erreicht asymptotisch einen konstanten Wert.

Das bedeutet: bei hohen Infusionsraten nimmt die fibrinolytische Aktivität bei fast vollständigem Verbrauch des Plasminogenpools ab.

Tabelle 6.2

v_z	v_n	k_r	k_x	K_{sK}	k_a	K_p	v_p	K_x
0	10^4	0	90	0.0001	130	0.2	0.03	0.006

K_a	K_y	k_f	K_m	v_f	K_f	K_s	t_o	C_s
2	4	30	0.1	0.02	0.006	0.06	17 sec	1.55

Die Dimensionen sind µM oder µM/h.

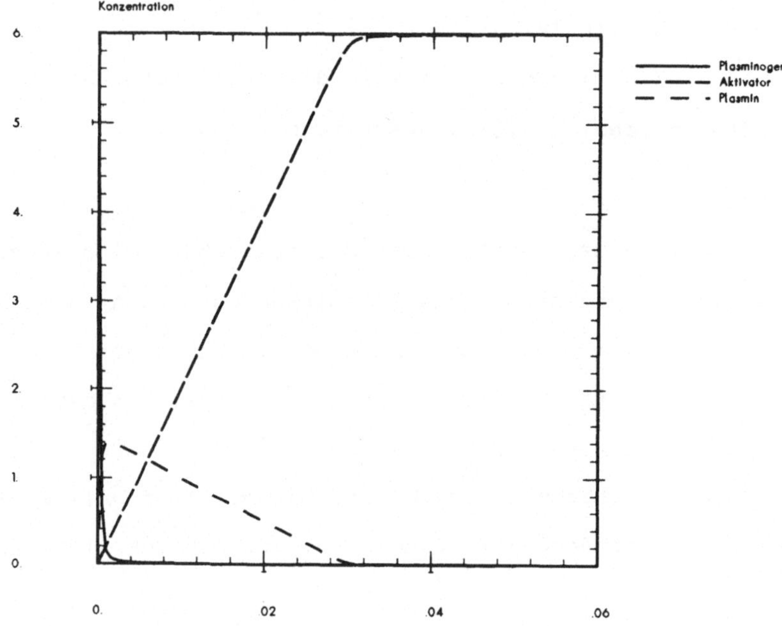

Abb. 6. 7 a. Stationäre Konzentration von Plasminogen, Aktivator und Plasmin in Abhängigkeit von der Infusionsrate (Aktivator und Plasmin sind im Maßstab 1:100 vergrößert) für das Intervall (0, 0.05 Mµ/h ≙ 1.34 x 10^6 Streptokinaseeinheiten/h).
Die Plasminogen- und Plasminkonzentrationen gehen asymptotisch gegen Null, die Aktivatorkonzentration erreicht einen konstanten Wert.

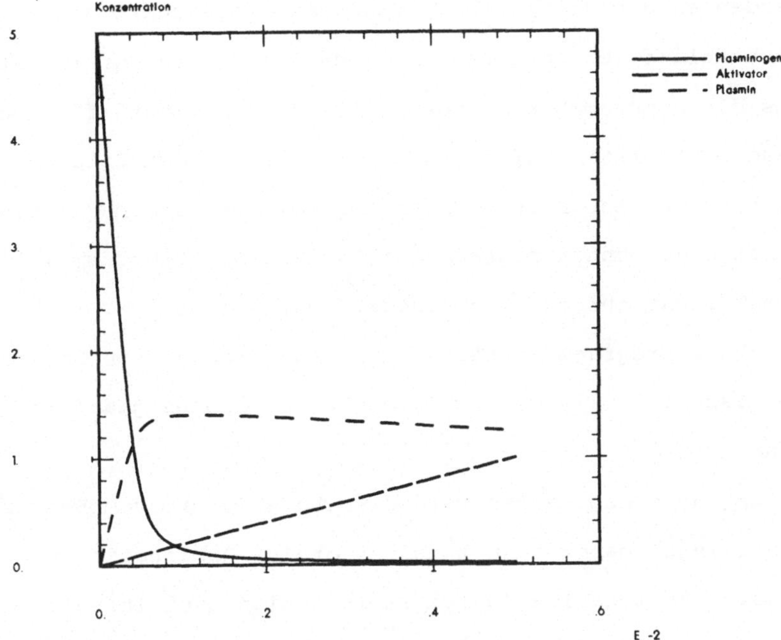

Abb. 6.7 b. Verlauf der stationären Konzentration von Plasminogen in Abhängigkeit von der Infusionsrate. Aktivator und Plasmin im Intervall (0, 0.005 Mμ/h = 1.34 x 10^5 Streptokinaseeinheiten/h).

6.3.5 Ergebnisse von Simulationsläufen

6.3.5.1 Aufbau und Ablauf eines Simulationsprogrammes

Es wurde ein FORTRAN Programm entwickelt, das für den Dialogverkehr mit einem Bildschirmterminal ausgelegt ist. Das Differentialgleichungssystem wird durch das Unterprogramm HPCG aus der Programmbibliothek RZMATH der TR 445 des Rechenzentrums der Universität Düsseldorf gelöst (s. Abschnitt 2.2). Die in einem Integrationsschritt berechneten Funktionswerte werden an äquidistanten Zeitpunkten gespeichert und können nach Ablauf der Integration durch das Unterprogramm BILD10 aus der Programmbibliothek BO1624 des Instituts für Medizinische Statistik auf dem Drucker oder auf dem Bildschirm geplottet werden. Dieses Unterprogramm ist eine modifizierte Version des Unterprogramms BILD10 aus der Programmbibliothek RZMATH, das nur für den Drucker geeignet ist.

Das Hauptprogramm enthält einen Standardsatz von Parametern (s. Tabelle 6.2), der am Anfang eines Laufes geändert werden kann.

Zu Beginn eines Laufes wird die Therapieform vom Benutzer festgelegt. Dabei kann zwischen oraler Applikation und intravenöser Applikation (multiple Injektion oder Infusion mit einer Initialdosis) gewählt werden.

Die Integration wird nach Eingabe der folgenden Werte gestartet: DOSIS (Anfangsdosis), PLASMINOGEN (in % der Norm), FIBRINOGEN (in % der Norm), SIMZEIT (Simulationszeit), VO (Infusionsrate), TT (Kontrollzeitintervall), ANTIKOERPERKONZENTRATION (in Streptokinaseeinheiten). Nach Ablauf des Kontrollzeitintervalls erscheinen die Werte von Plasminogen, Fibrinogen und der Thrombinzeit auf dem Bildschirm. Damit erhält der Benutzer nur diejenige Information, die er in einer klinischen Situation auch erhalten würde.

Bevor das Programm weiterläuft, kann eine neue Dosis gegeben oder die Infusionsrate geändert werden: der Benutzer ist so in der Lage, die Therapie zu steuern.

Erst nach Beendigung der Integration können die Verlaufs-

```
STREPTOKINASETHERAPIE ORAL/INFUSION (2.1.78 IMSB DUESSELDORF)
==============================================================


ORAL (1) ODER INTRAVENOES (0) ?  (I1)

INJ.(0) ODER KONT. INF.(1)

EINGABE: DOSIS , PLASMINOGEN,FIBRINOGEN,SIMZEIT,VO,TT,ANTIKOERPER (78)

      AENDERUNG DER KONSTANTEN ?  JA =1 NEIN =0  (I1)

  INITIALDOSIS   =  0.200E+06   E
  INF.RATE       =  0.0         E/H
  ANTIKOERPER    =  0.200E+06   E
  PLASMINOGEN    =  100.00      IN PROZENT DER NORM
  FIBRINOGEN     =  100.00      IN PROZENT DER NORM


  T H E R A P I E P R O T O K O L L
  -----------------------------------

  ZEIT           =     1.00     H
  THROMBINZEIT   =    31.88     SEC
  PLASMINOGEN    =    81.99     IN % DER NORM  (    0.902 MM )
  FIBRINOGEN     =    86.998    IN % DER NORM  (    9.657 MM )


  NEUE DOSIS ?      (JA =1, NEIN = 0 (I1)

  EINGABE: NEUE DOSIS

  ZEIT =     1.00 H, NEUE DOSIS            =  0.200E+06 E


  ZEIT           =     2.00     H
  THROMBINZEIT   =    51.16     SEC
  PLASMINOGEN    =    60.01     IN % DER NORM  (    0.660 MM )
  FIBRINOGEN     =    69.581    IN % DER NORM  (    7.724 MM )


  NEUE DOSIS ?      (JA =1, NEIN = 0 (I1)

  EINGABE: NEUE DOSIS

  ZEIT =     2.00 H, NEUE DOSIS            =  0.300E+06 E


  ZEIT           =     3.00     H
  THROMBINZEIT   =    78.64     SEC
  PLASMINOGEN    =    26.10     IN % DER NORM  (    0.287 MM )
  FIBRINOGEN     =    44.395    IN % DER NORM  (    4.928 MM )
```

Abb. 6.8. Ablaufprotokoll eines Simulationsprogrammes der Streptokinasetherapie.

```
NEUE DOSIS ?     (JA =1, NEIN = 0 (I1)
EINGABE: NEUE DOSIS
ZEIT =     3.00 H, NEUE DOSIS           =  0.300E+06 E

ZEIT            =    4.00     H
THROMBINZEIT    =   96.94     SEC
PLASMINOGEN     =    4.25     IN % DER NORM  (   0.047 MM )
FIBRINOGEN      =  25.725     IN % DER NORM  (   2.855 MM )

NEUE DOSIS ?     (JA =1, NEIN = 0 (I1)
EINGABE: NEUE DOSIS
ZEIT =     4.00 H, NEUE DOSIS           =  0.0        E

ZEIT            =    5.00     H
THROMBINZEIT    =   95.59     SEC
PLASMINOGEN     =    5.17     IN % DER NORM  (   0.057 MM )
FIBRINOGEN      =  22.896     IN % DER NORM  (   2.541 MM )

                NEUE DOSIS ?     (JA =1, NEIN = 0 (I1)
BILD: 1=SK, 2=PLAS/AKT, 3=FIB/FDP, 4=ANTIK/SK, 5= TC, 6= KEIN BILD
```

Fortsetzung Abb. 6.8.

kurven der einzelnen Variablen auf dem Bildschirm geplottet werden.
Das Programm berechnet außerdem W(S), so daß sich anhand der Verlaufskurven und dieses Integrals die Wirkung unterschiedlicher Therapieschemata vergleichen läßt.
Je nach Bedarf können die Verlaufskurven auf einer Zwischendatei gespeichert werden zur Erstellung von Zeichnungen auf einem Trommelplotter.
Abb. 6.8 zeigt das Ablaufprotokoll eines Simulationslaufes, in den Abbildungen 6. 9 a - 6. 9 c sind die zugehörigen Verlaufskurven dargestellt. Hier wurde eine multiple intravenöse Applikation simuliert. Dem Ablaufprotokoll ist zu entnehmen, daß nach einer Initialdosis von 200 000 Einheiten nach einer Stunde 200 000 Einheiten und nach zwei bzw. drei Stunden 300 000 Einheiten gegeben wurden. Im Laufe der simulierten Behandlung steigt die Thrombinzeit von 17 sec (Normalwert) bis auf 96 sec an. Die Verlaufskurven zeigen deutlich den Effekt der Behandlung: der Plasminogenpool wird abgebaut, und es entstehen Plasmin und Aktivator (Abb. 6.9 a). Die fibrinolytische Aktivität führt zu einer Abnahme von Fibrinogen, einer Zunahme von Spaltprodukten (Abb. 6.9 b) und zu einer Erhöhung der Thrombinzeit (Abb. 6.9 c).

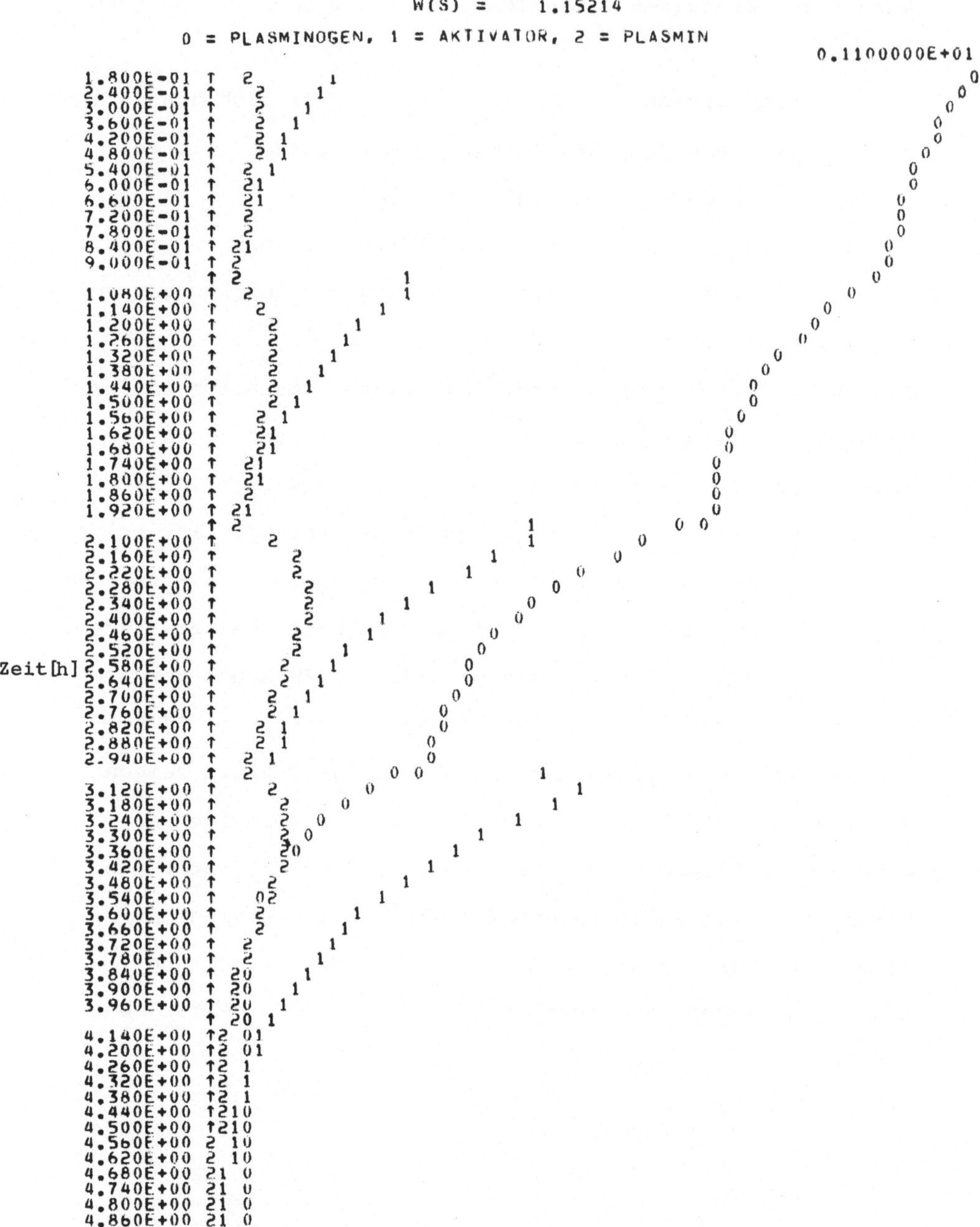

Abb. 6.9 a. Verlaufskurven von Plasminogen, Aktivator und Plasmin wie sie auf dem Bildschirm erscheinen. Konzentration in µM.

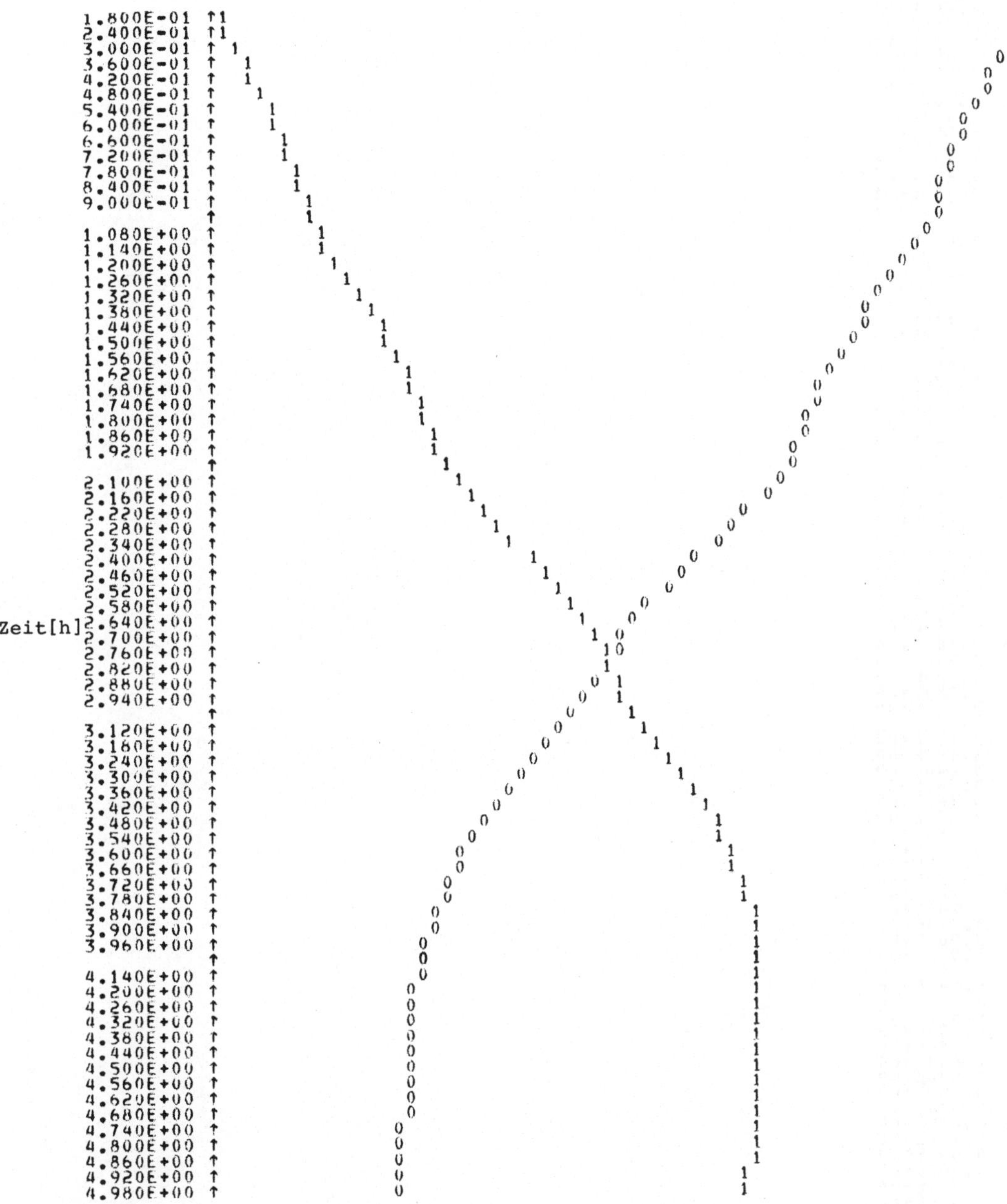

Abb. 6.9 c. Verlaufskurven von Fibrinogen und Spaltprodukten wie sie auf dem Bildschirm erscheinen. Konzentration in µM.

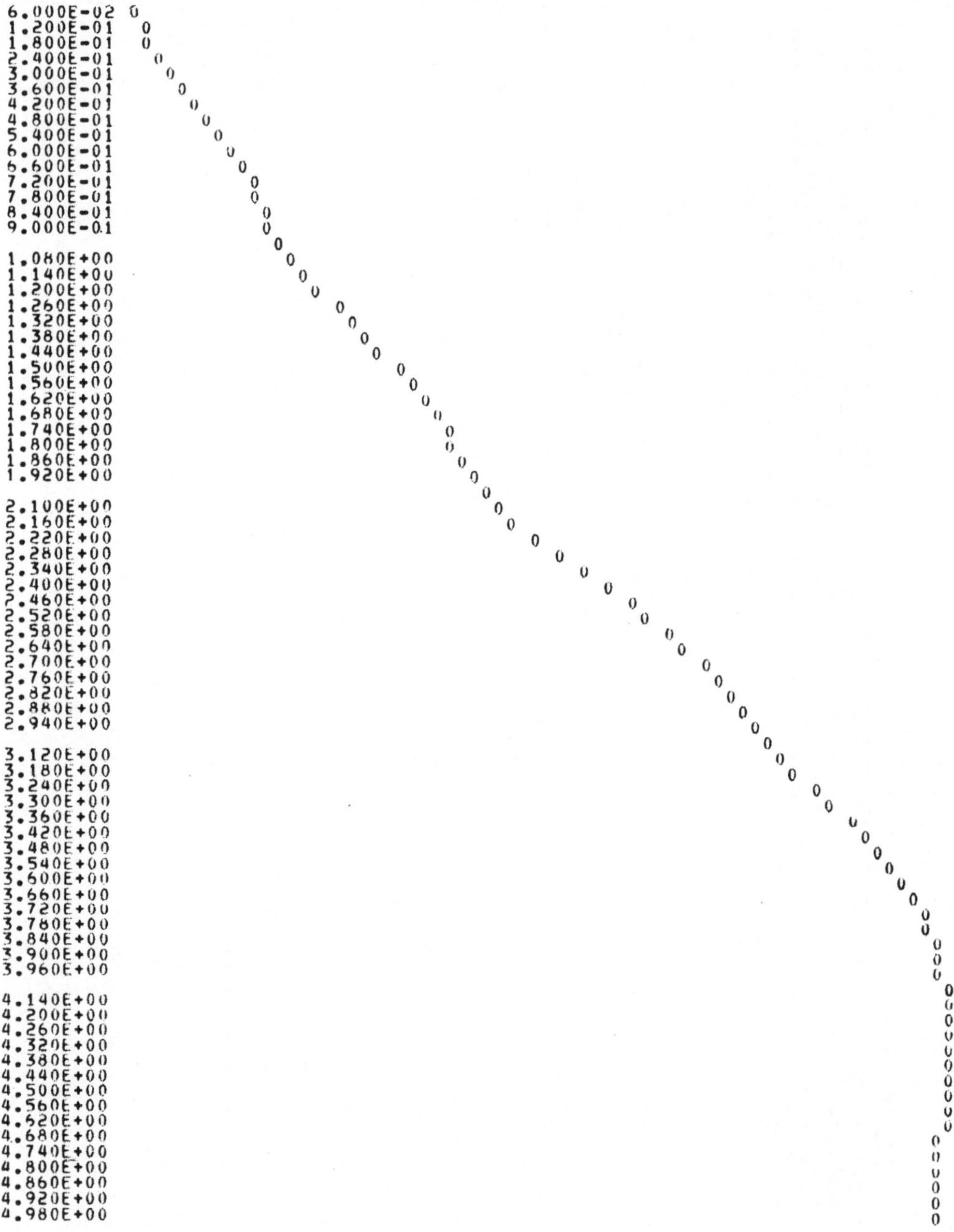

Abb. 6.9 c : Verlauf der Thrombinzeit in [sec].

6.3.5.2 Der Einfluß des Antikörpers

Die Geschwindigkeit der Streptokinase-Antikörperreaktion beeinflußt wesentlich die Dosiswirkungskurve. Zur Ermittlung dieser Beziehung wurden mehrere Läufe mit unterschiedlichen Anfangsdosen durchgeführt. Berechnet wurde der Plasminogenabfall $\Delta x = x(0) - x(t)$ für $t = 2$ h.

Abb. 6.10 zeigt Δx in Abhängigkeit von der Dosis für drei verschiedene Geschwindigkeitskonstanten der Streptokinase-Antikörperreaktion. Dabei wurde eine Antikörperkonzentration von 70 000 SE angenommen.

Bei Reaktionsgeschwindigkeiten in der Größenordnung der Streptokinase-Plasminogenreaktion erfolgt bereits bei kleiner Dosierung (kleiner als die Antikörperkonzentration) ein Abfall des Plasminogens (Kurve 1). Antikörper und Plasminogen reagieren gleichzeitig mit Streptokinase.

Bei höherer Reaktionsgeschwindigkeit (Kurve 2) tritt die Wirkung verzögert ein, sie setzt jedoch bereits ein, bevor eine der Antikörperreaktion äquivalente Dosis gegeben ist.

Im Grenzfall sehr hoher Reaktionsgeschwindigkeit (Kurve 3) setzt die Wirkung erst dann ein, wenn die Antikörperschwelle überschritten ist.

Folgerungen:

1. Wenn $k_N \approx k_x$ gilt, tritt auch bei kleinen Dosen ein Effekt ein.

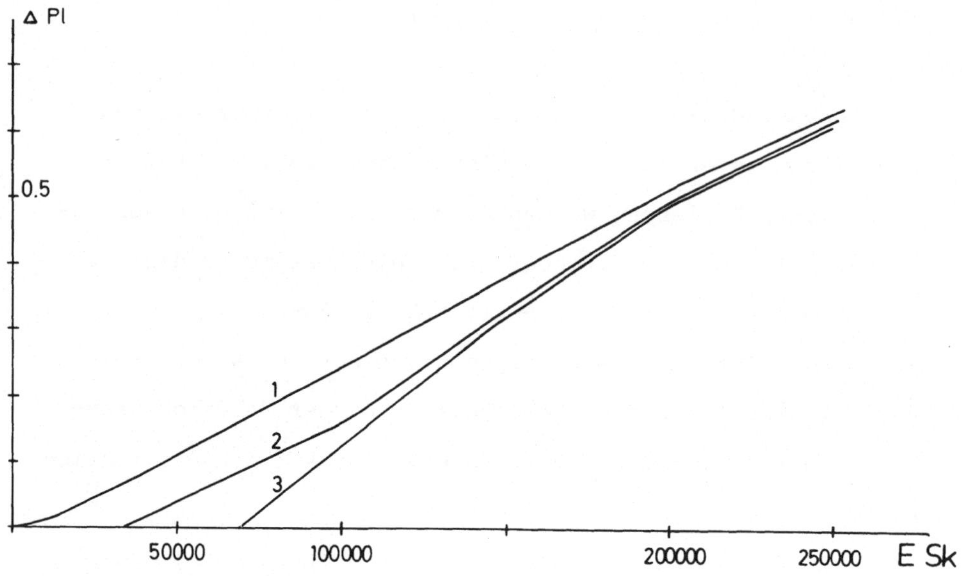

Abb. 6.10. Plasminogenabfall als Funktion der Dosis bei einer Antikörperkonzentration von 70 000 SE.
Kurve 1: $k_N = k_x$ Kurve 2: $k_N = 100\ k_x$ Kurve 3: $k_N = 10000\ k_x$

2. Wenn $k_N >> k_x$ wird ein Effekt erst nach dem Überschreiten einer "Schwelle" erreicht.

3. Bei hohen Dosen wird unabhängig vom Wert k_N dieselbe Wirkung erzielt.

Abb. 6.11 a - c und Abbildung 6.12 a - c zeigen den Einfluß der Antikörperkonzentration auf die Verläufe von Plasminogen, Plasmin und Aktivator bei einmaliger intravenöser Injektion. Abb. 6.11 zeigt die Verläufe bei einer Dosis von 100 000 E Sk bei einer Antikörperkonzentration von 0, 100 000 und 200 000 E, in Abb. 6.12 betrug die Initialdosis 300 000 E Sk.

Der initiale Plasminogenabfall wird vom Antikörper stark beeinflußt: wenn kein Antikörper vorhanden ist, können schon relativ kleine Dosen eine ausgeprägte Plasminämie bewirken, während bei einer hohen Antikörperkonzentration nur eine geringe fibrinolytische Aktivität hervorgerufen wird.

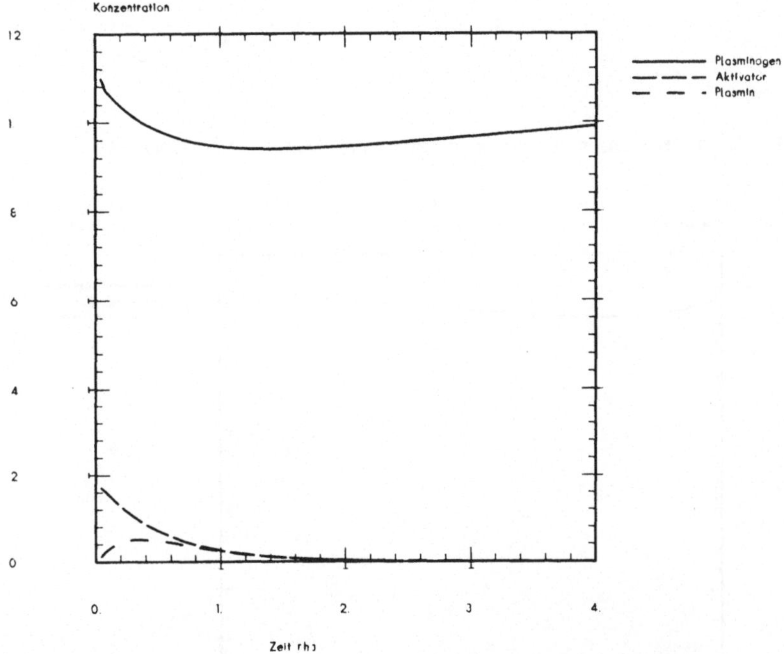

Abb. 6.11 a - c. Konzentrationsverläufe von Plasminogen, Plasmin und Aktivator (im Maßstab 1:20 erhöht dargestellt) nach einmaliger intravenöser Applikation von 100 000 Einheiten Sk in Abhängigkeit von der Antikörperkonzentration.
Abb. 6.11 a: Antikörperkonzentration = 0 E

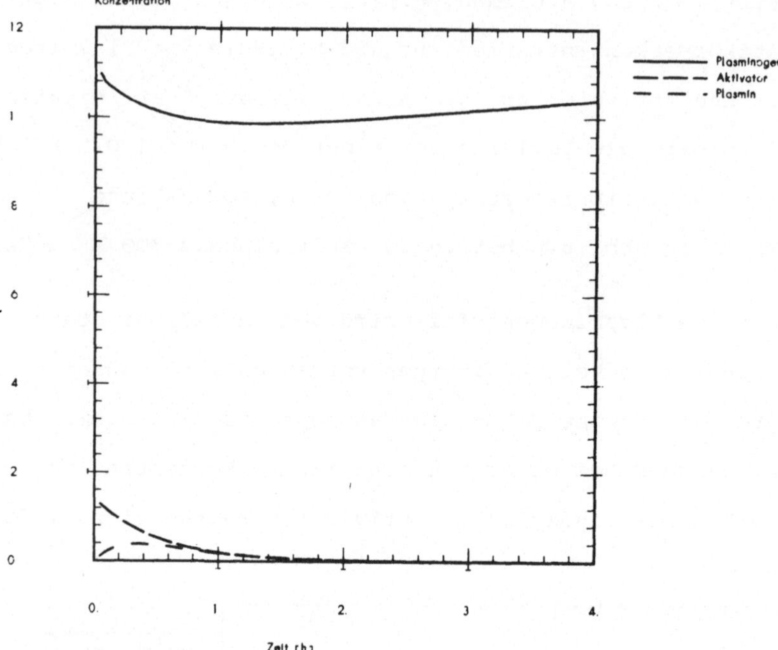

Abb. 6.11 b : Antikörperkonzentration = 100 000 E

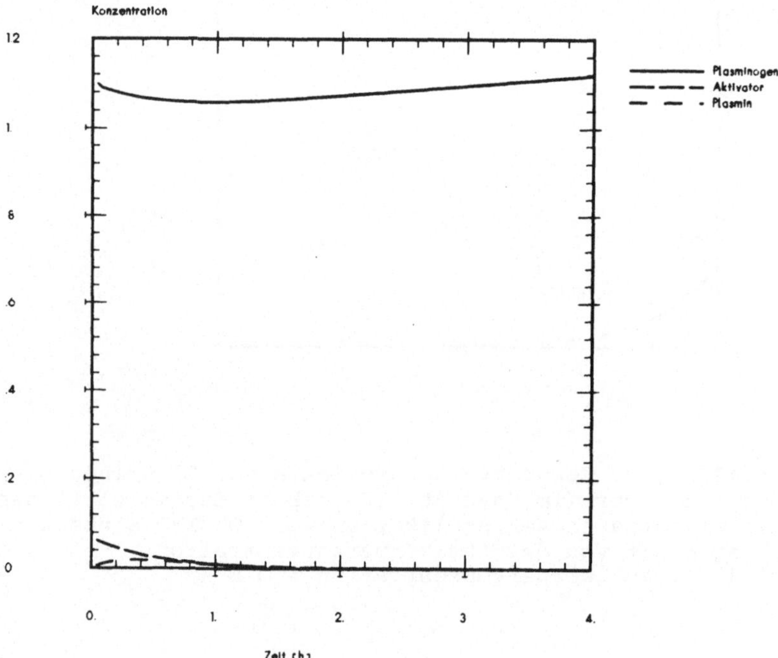

Abb. 6.11 c : Antikörperkonzentration = 200 000 E

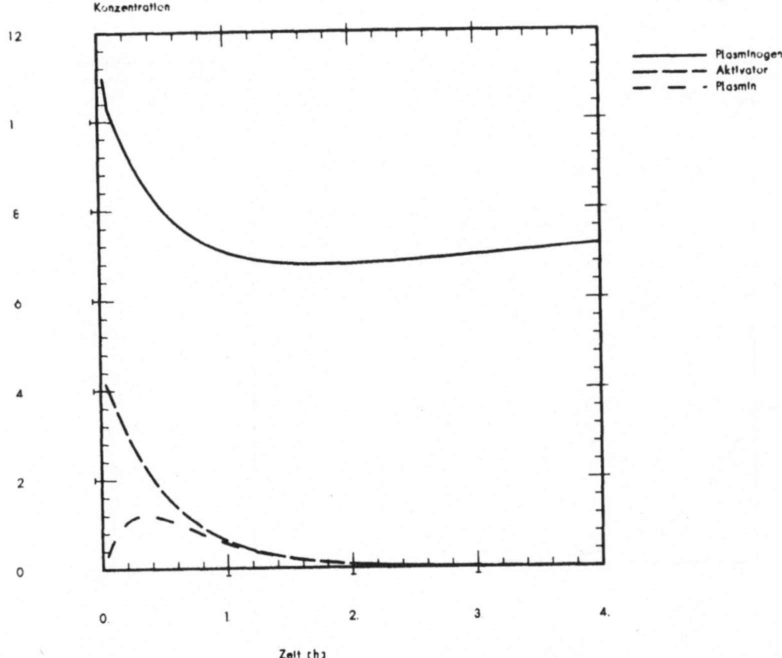

Abb. 6.12 a - c. Konzentrationsverläufe von Plasminogen, Plasmin und Aktivator (im Maßstab 1:20 erhöht dargestellt) nach einmaliger intravenöser Applikation von 300 000 Einheiten Sk in Abhängigkeit von der Antikörperkonzentration.
Abb. 6.12 a: Antikörperkonzentration = 0 E

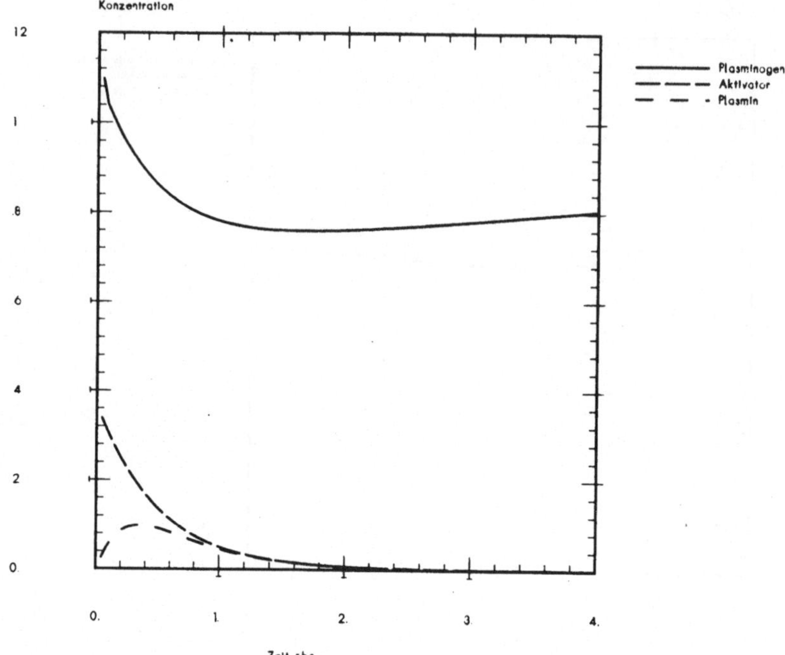

Abb. 6.12 b : Antikörperkonzentration = 100 000 E

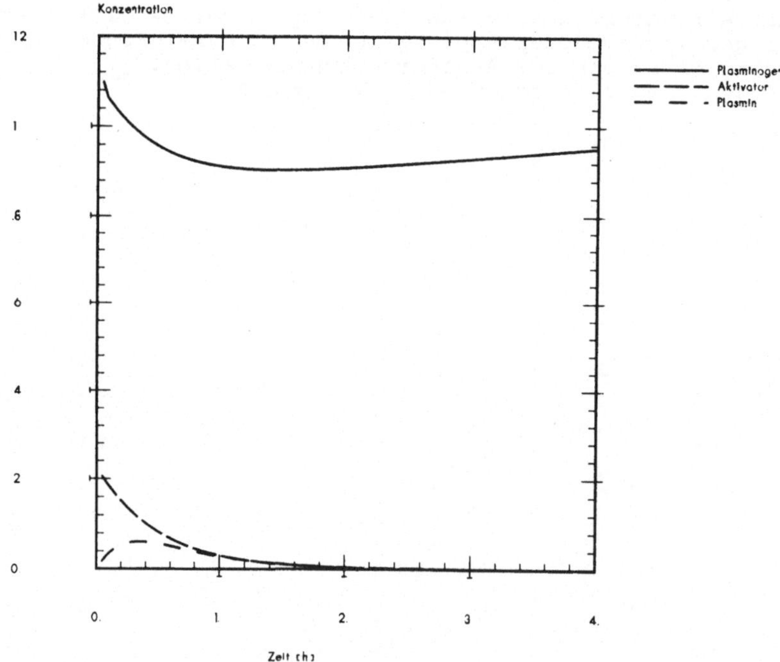

Abb. 6.12 c : Antikörperkonzentration = 200 000 E

6.3.5.3 Vergleich von Dosierungsschemata

Im folgenden wird das Integral W(S) durch numerische Integration berechnet. Damit hängt W noch von der oberen Integrationsgrenze T ab, d.h. $W = W(S,T)$. Beim Vergleich von Dosierungsschemata wird T konstant gehalten.

1. Konstante Infusion bei gleicher Gesamtdosis

Bei konstanter Gesamtdosis $D = vt_e$ werden im Zeitintervall (O,T) die Dosierungsschemata $S = (v,t_e)$ verglichen, d.h. es wird untersucht, ob eine kleine Infusionsrate bei langer Infusionszeit t_e zu höherer Plasminproduktion führt als eine hohe Infusionsrate bei kurzer Infusionszeit.
Die Integrationszeit beträgt 10 h, die Infusionsdauer variiert von 0 h (Injektion der Gesamtdosis) bis 8 h. Die Gesamtdosis beträgt 10^6 Einheiten Streptokinase.
Bei konstanter Gesamtdosis ist die Infusionsrate durch die Wahl der Infusionszeit t_e festgelegt, d.h. $W = W(t_e,T)$.
Abb. 6.13 zeigt $W(t_e,T)$ als Funktion von t_e bei verschiedenen Biosyntheseraten v_p von Plasminogen.
Ergebnis: W steigt mit wachsendem t_e, wobei die Steigung mit wachsender Biosyntheserate v_p größer wird.
Der Wert für die einmalige Injektion der Gesamtdosis ist immer minimal.
Dieses Verhalten von W läßt sich für einen großen Parameterbereich reproduzieren.

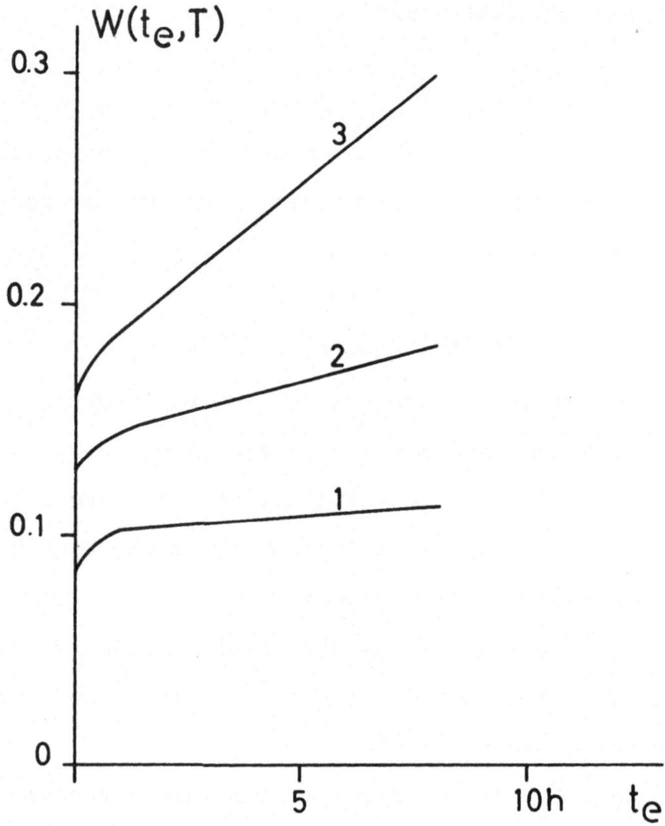

Abb. 6.13. Vergleich von Dosierungsschemata $S = (v,t_e)$ unter der Bedingung, daß $vt_e = D = \text{const}$. Die Abbildung zeigt $W(t_e,T)$ als Funktion von t_e für verschiedene Biosyntheseraten v_p von Plasminogen:

Kurve 1: $v_p = 0$

Kurve 2: $v_p = 0.014$ µM/h

Kurve 3: $v_p = 0.04$ µM/h

Der erste Wert jeder Kurve entspricht der einmaligen Injektion der Gesamtdosis.

2. Multiple Injektion bei konstanter Gesamtdosis

Bei konstanter Gesamtdosis D werden im Zeitintervall (O,T) Dosierungsschemata $S = (d_i, T_i)$ verglichen, d.h. es wird untersucht, ob eine höhere Anzahl von Applikationen mit kürzeren Dosierungsintervallen zu einer höheren Plasminproduktion führt als eine geringe Anzahl von Applikationen mit langen Dosierungsintervallen. Dabei werden die Dosierungsintervalle für das jeweilige Schema konstant gehalten.

Bei konstanter Gesamtdosis sind die Einzeldosen dann durch die Wahl der Anzahl der Applikationen n festgelegt, d.h. $W = W(n,T)$.

Abb. 6.14 zeigt W(n,T) als Funktion von n für $D = 10^6$ Einheiten Streptokinase. Den letzten Wert der Kurven erhält man für konstante Infusion. Dabei hängt die Größenordnung dieses Effektes von der Biosyntheserate v_p von Plasminogen ab: bei kleiner Biosyntheserate werden die Unterschiede geringer (Abb. 6.14 Kurve 2).

Diese Abhängigkeit erhält man für einen großen Parameterbereich.

Folgerungen: Mit wachsender Anzahl der Applikationen wird die Gesamtwirkung der Behandlung erhöht. Der Unterschied ist am größten zwischen $n = 1$ und $n = 2$ Applikationen.

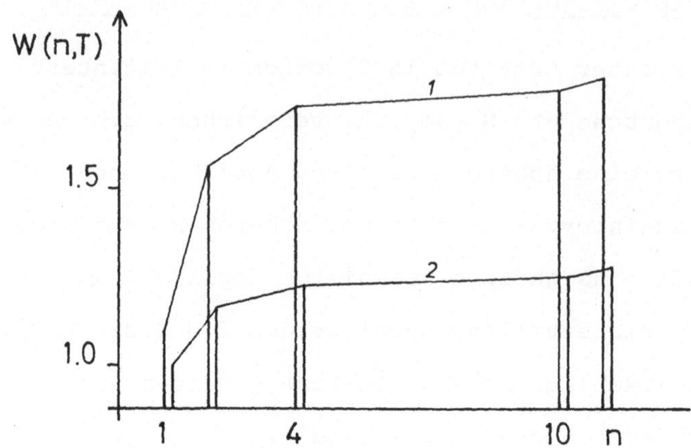

Abb. 6.14. Vergleich von Dosierungsschemata für multiple Applikation bei konstanter Gesamtdosis. Die Abbildung zeigt den Verlauf von W(n,T) in Abhängigkeit von der Anzahl der Applikationen n für T = 16 h.

Kurve 1: multiple intravenöse Injektion für $v_p = 0.09$ µM/h

Kurve 2: multiple intravenöse Injektion für $v_p = 0.03$ µM/h

3. Dosiswirkungsbeziehung bei einmaliger intravenöser Gabe

Die Abhängigkeit der Wirkung, d.h. der Plasminproduktion, von der Dosis bei einmaliger intravenöser Injektion kann nur noch mit numerischen Methoden ermittelt werden: zur Darstellung einer Dosiswirkungsbeziehung wird das Differentialgleichungssystem für unterschiedliche Anfangskonzentrationen von Streptokinase gelöst.

Abb. 6.15 zeigt eine Dosiswirkungskurve, die mit den in Tabelle 6.2 gegebenen Parameterwerten berechnet wurde. Die Kurve zeigt einen ähnlichen Verlauf wie die stationäre Plasminkonzentration in Abhängigkeit von v_o: die Wirkung steigt zunächst mit wachsender Dosis an, erreicht ein Maximum und nimmt bei hohen Dosen wieder ab.

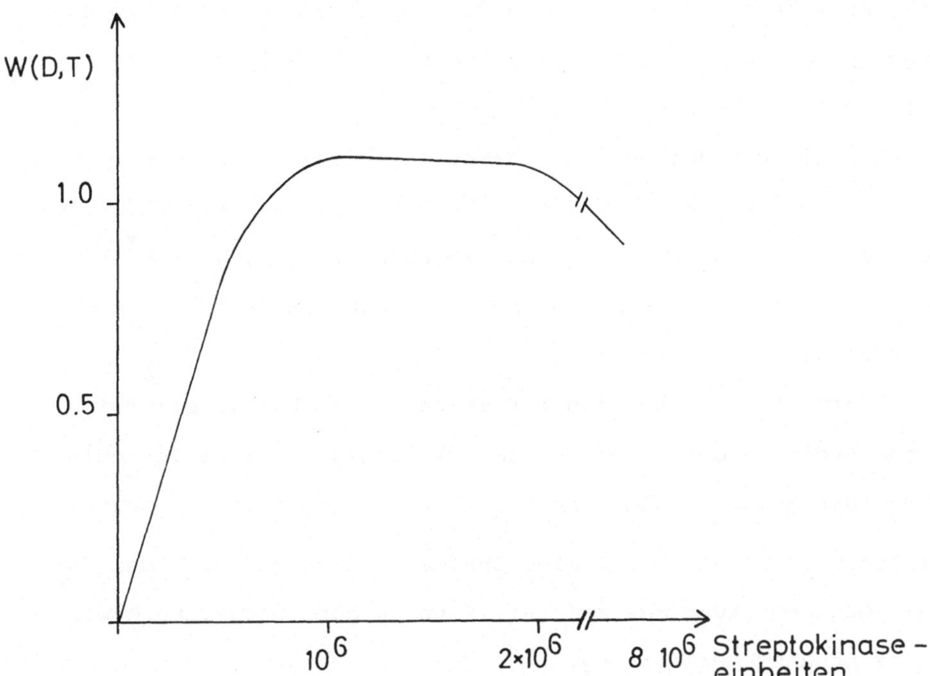

Abb. 6.15. Dosiswirkungbeziehung bei einmaliger intravenöser Applikation.

5. Dosiswirkungsbeziehung bei Infusion im nichtstationären Fall

Die Infusionsdauer wird konstant gehalten, während die Infusionsrate variiert wird, d.h. $W = w(v,T)$.
In der klinischen Praxis wird zusätzlich zur Infusion eine hohe Anfangsdosis gegeben, so daß der Plasminogenpool im weiteren Verlauf der Behandlung sehr kleine Werte annehmen kann. Daher wurde $W(v,T)$ als Funktion von v für verschiedene Anfangswerte von Plasminogen berechnet.
Die Antikörperkonzentration wird gleich Null gesetzt, da man nach einer hohen Anfangsdosis den Effekt des Antikörpers vernachlässigen kann.
Unabhängig von der Anfangskonzentration des Plasminogens nimmt W bei kleinen Infusionsraten zunächst zu (s. Abb. 6.16), erreicht ein Maximum bei einer Infusionsrate von $v = 10^5$ Einheiten Streptokinase/h und nimmt bei höheren Infusionsraten wieder ab.
Die Kurvenform erhält man für einen großen Parameterbereich. Eine Änderung der Parameter bewirkt lediglich eine Verschiebung des Maximums und eine Veränderung des maximalen Wertes.

Folgerung: Es existiert eine optimale Infusionsrate, bei der die Gesamtwirkung maximal ist. Eine zu hohe Dosierung bewirkt eine Abnahme der Wirkung.

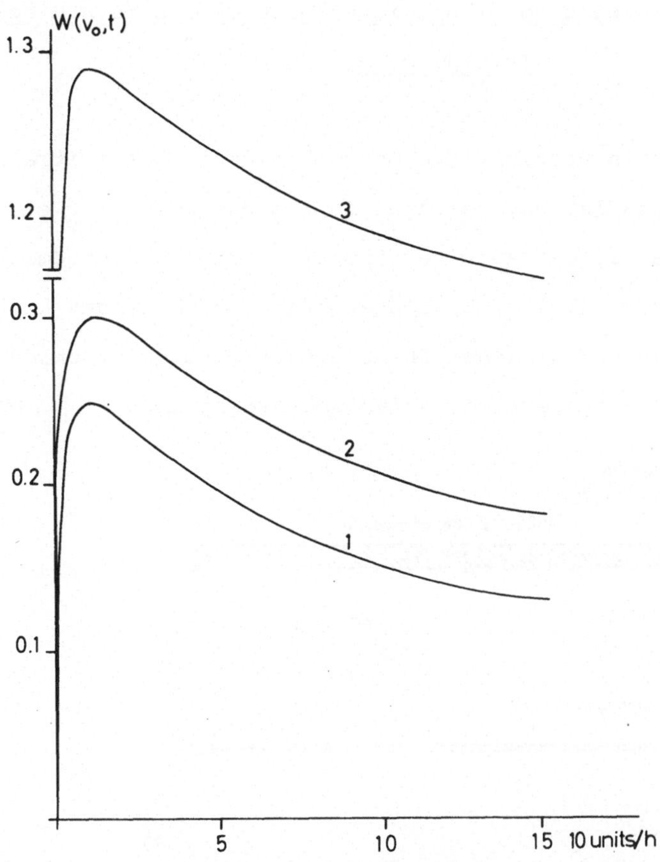

Abb. 6.1 6. W als Funktion der Infusionsrate v für verschiedene Werte des Plasminogenpools p. ($v_p = 0.04$ µM/h, $t_e = 8$ h).

Kurve 1: p = 5% des Normalwertes

Kurve 2: p = 10% des Normalwertes

Kurve 3: Normalwert (5.5 µM)

6.3.5.4 Vergleich von Therapieverläufen bei unterschiedlichen Initialdosen

Die Initialdosis bestimmt die Geschwindigkeit des initialen Plasminogenabfalls. Bei geringer Anfangsdosis erfolgt ein langsamer Abfall, der zu einer "protrahierten Plasminämie" führt (Hiemeyer 1971). Abbildungen 6.17 u. 6.18 zeigen klinische Verlaufskurven bei gleicher Infusionsrate und unterschiedlichen Initialdosen. Bei niedriger Anfangsdosierung (Abb. 6.17) bleibt

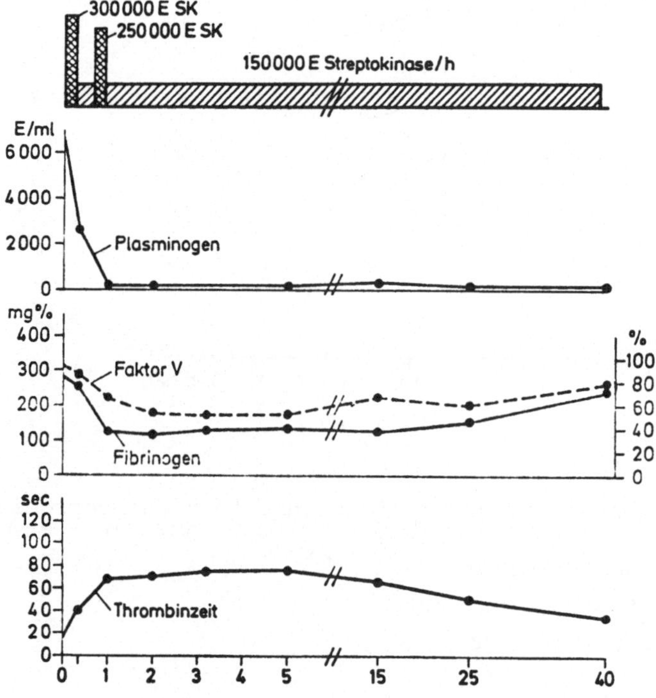

Abb. 6.17. Klinisches Beispiel für eine Streptokinasebehandlung mit hoher Initialdosis (Aus: Hiemeyer, Die thrombolytische Behandlung des Myokardinfarkts). Der Plasminogenpool wird sehr schnell verbraucht. (Zeitmaßstab in h)

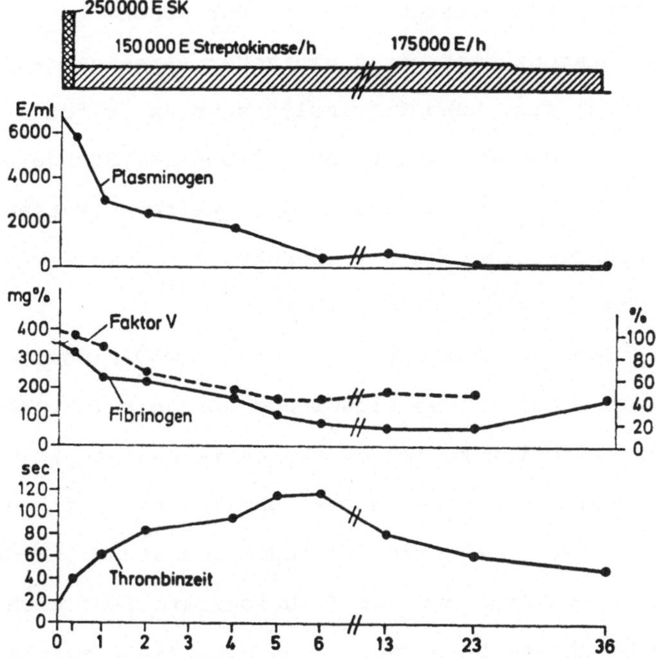

Abb. 6.18. Klinisches Beispiel für eine Streptokinasebehandlung mit niedriger Anfangsdosis. Der Plasminogenpool bleibt über einen längeren Zeitraum erhalten (Zeitmaßstab in h).

der Plasminogenpool länger erhalten.

Die Auswirkung der Initialdosis auf den Therapieverlauf soll an zwei simulierten Beispielen mit extrem unterschiedlichen Initialdosen verdeutlicht werden. Die Abbildungen 6.19 a-c zeigen simulierte Konzentrationsverläufe für eine Initialdosis von 10^6 Einheiten Streptokinase. Die Aktivatorkonzentration ist im Maßstab 1:20 vergrößert dargestellt. Wegen des großen Zeitmaßstabes ist der initiale Anstieg des Aktivators nicht mehr erfaßt. Man erkennt die Auswirkung dieser sehr hohen Initialdosis: es entsteht kurzzeitig ein hoher Plasminspiegel, d. h. es wird initial eine hohe fibrinolytische Aktivität erreicht. Der Plasminogenpool sinkt innerhalb einer Stunde auf sehr kleine Werte ab. Das führt dazu, daß im weiteren Verlauf der Behandlung trotz weiterer Zufuhr von Streptokinase die fibrinolytische Aktivität wieder absinkt.

Bei einer extrem niedrigen Anfangsdosis von 100 000 Einheiten erfolgt ein langsamer Abfall des Plasminogenspiegels (s. Abb. 6.20). Der Plasminspiegel wird länger aufrechterhalten, erreicht aber initial keine hohen Werte. Damit ist bei dieser Dosierung noch über einen längeren Zeitraum eine Steuerung der Therapie möglich: durch Erhöhung der Infusionsrate läßt sich die fibrinolytische Aktivität erhöhen, was nach einer extrem hohen Initialdosis nicht mehr möglich ist.

Es lassen sich somit je nach Initialdosis unterschiedliche Wirkungen erzielen. Eine hohe Initialdosis führt zu einer schnellen Aktivierung des Plasminogens. Die fibrinolytische Aktivität sinkt schnell ab, so daß hier möglicherweise die Folgen einer lang andauernden Hämoproteolyse vermieden werden. Eine niedrige Initialdosis führt zu einer langandauernden fibrinolytischen Aktivität, wobei der Plasminogenpool aufrechterhalten bleibt.

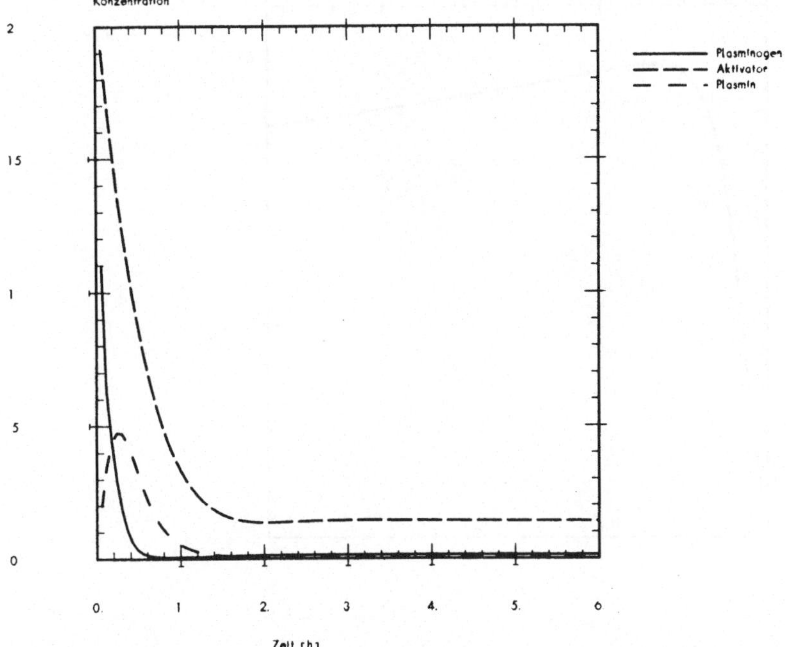

Abb. 6.19 a

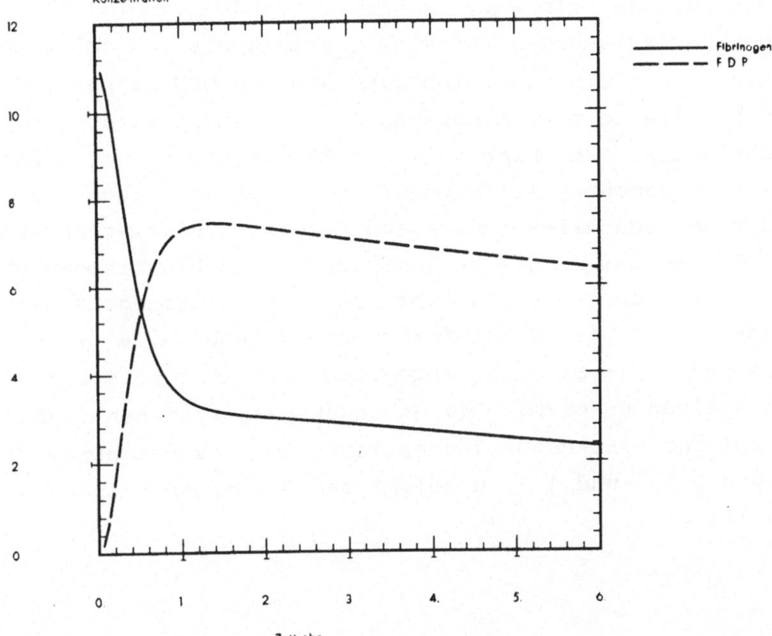

Abb. 6.19 b

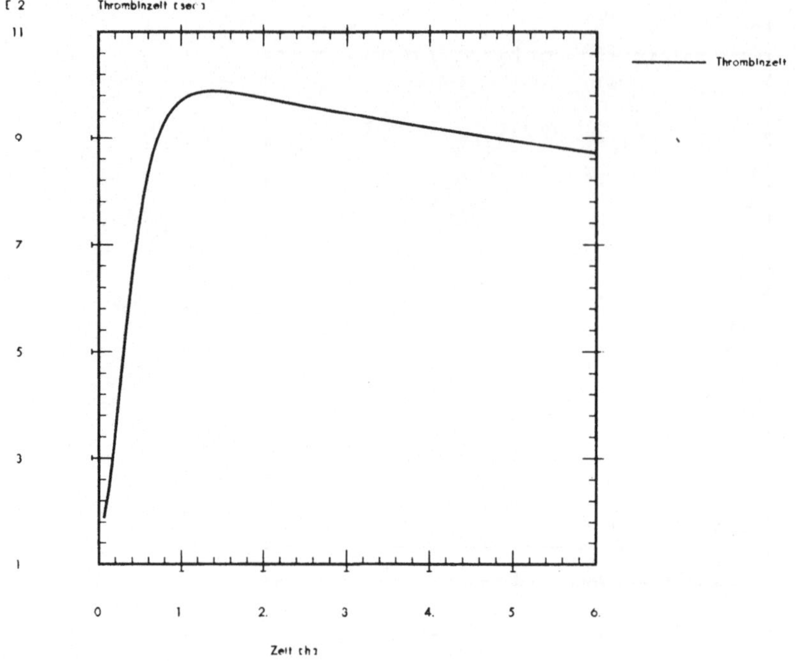

Abb. 19 c

Zu den Abbildungen 6.19 a-c:
Simulierte Verlaufskurven für eine Initialdosis von 10^6 Einheiten Streptokinase und eine Infusionsrate von 150 000 Einheiten/ h. Die hier simulierte extrem hohe Anfangsdosierung wird klinisch nicht mehr angewendet. Hier soll der Effekt einer initialen Überdosierung demonstriert werden: schneller Verbrauch des Plasminogenpools und schnelles Nachlassen der fibrinolytischen Aktivität. Die Abbildungen zeigen die Verlaufskurven von Plasminogen, Plasmin und Aktivator (Abb. 6.16 a), Fibrinogen und Fibrinogenspaltprodukten (Abb. 6.16 b) und der Thrombinzeit (Abb. 6.16 c). Die Thrombinzeit ist in Sekunden angegeben, die Konzentration in den Einheiten µ Mol/ml. Die Anfangskonzentrationen sind 11 µ Mol/ml für Fibrinogen (entspricht 400 mg % bei einem Blut volumen von 5 l) und 1.1 µ Mol/ml für Plasminogen (nach Poliwoda (1974)).

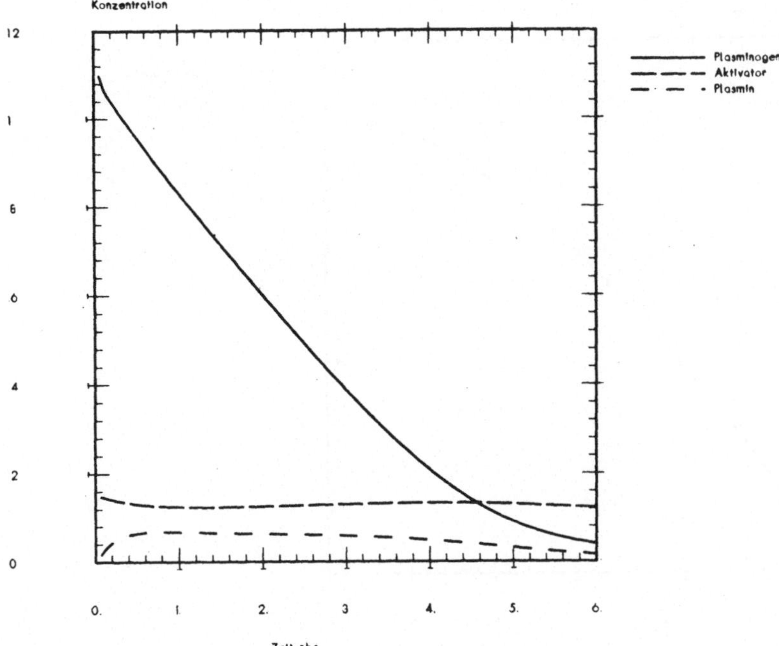

Abb. 20 a

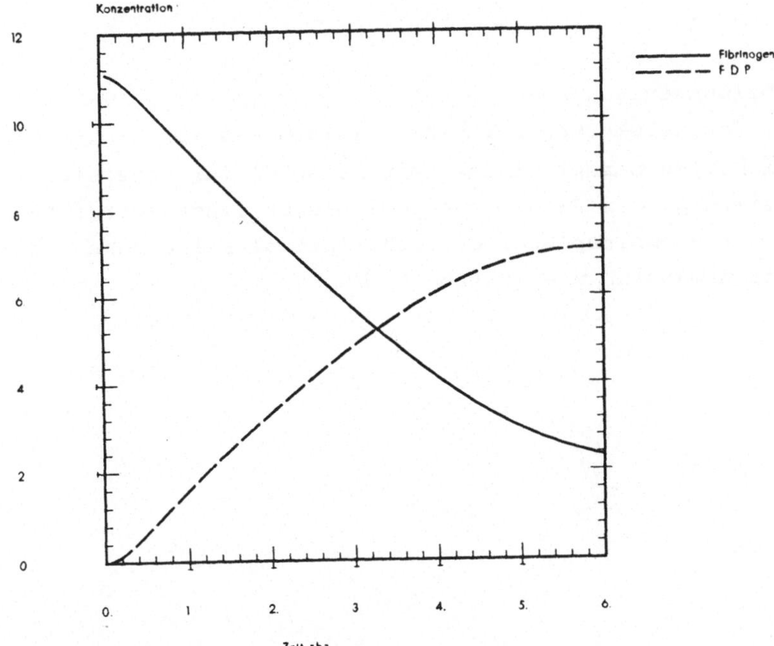

Abb. 20 b

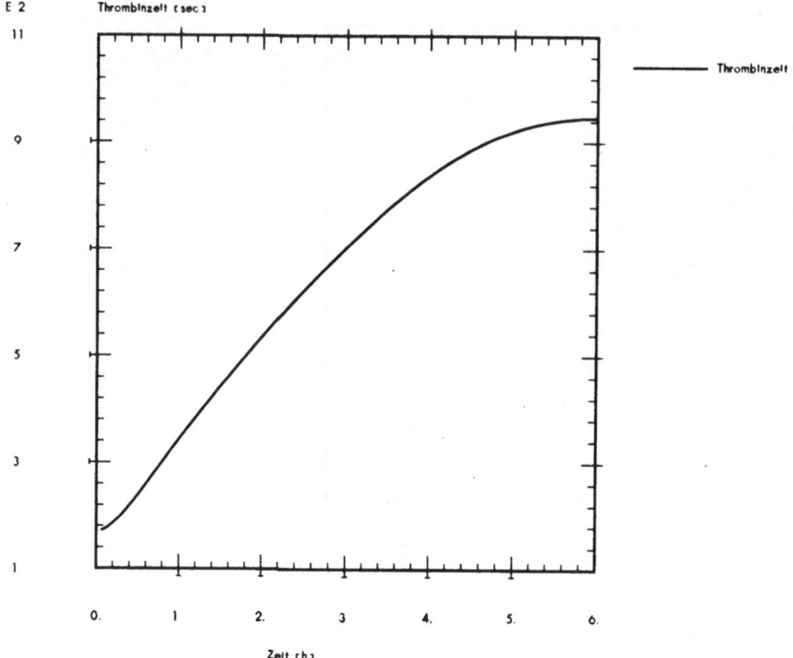

Abb. 6.20 c

Zu den Abbildungen 6.20 a-c:
Simulierte Verlaufskurven für eine Initialdosis von 100 000 Einheiten Streptokinase, ein Beispiel für eine niedrige Anfangsdosierung: der Plasminogenpool bleibt lange aufrechterhalten, der Plasminspiegel erreicht initial keine hohen Werte. Konzentrationsmaßstab wie in Abb. 6.19.

6.3.5.5 Simulation der in vitro Reaktion

Das Reaktionssystem der Streptokinasebehandlung wurde von Heimburger und Trobisch (1971) in vitro untersucht. Dabei wurden die Aktivitäten des Plasmins und des Aktivators nach Ablauf der Reaktion gemessen. Da das in vitro System keine Inhibitoren enthält, ist im Zeitraum des Experimentes der Zerfall der aktivierten Spezies vernachlässigbar.
Abb. 6.21 zeigt die Plasmin-und Aktivatoraktivität als Funktion des Molverhältnisses von Streptokinase zu Plasminogen. Abb. 6.22 zeigt die simulierten Verläufe.
Die Bedingungen des in vitro Systems - keine Inhibitoren, keine Biosynthese- werden berücksichtigt, indem die entsprechenen Modellkonstanten gleich Null gesetzt werden.

Experimentelle und simulierte Kurven zeigen denselben Effekt: mit wachsender Streptokinasekonzentration nimmt die Endkonzentration von Plasmin ab, während die Endkonzentration des Aktivators zunimmt. Die simulierte und die gemessenen Werte lassen sich nicht direkt vergleichen, da das Modell Molaritäten berechnet, im Experiment jedoch Aktivitäten bestimmt werden, die sich nicht in Molaritäten umrechnen lassen.
Die Konzentrationsbereiche des in vitro Systems lassen sich nicht unbedingt auf die in vivo Verhältnisse übertragen: ein Molverhältnis von Streptokinase zu Plasminogen von 1:1 entspräche einer Initialdosis von $30\ 10^6$ E Sk. Wenn im Verlauf einer Therapie der Plasminogenpool abgesunken ist, sind solche Molverhältnisse jedoch durchaus möglich.

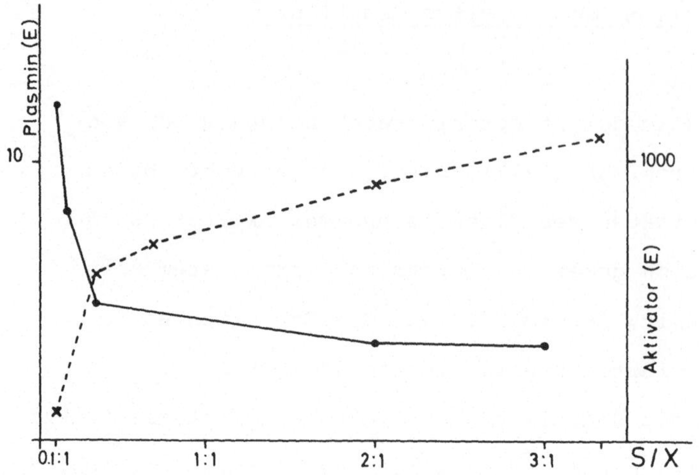

Abb. 6.21. Die Aktivität von Plasmin (—) und Aktivator (– –) als Funktion des Molverhältnisses (s/x) von Streptokinase zu Plasminogen (nach Heimburger und Trobisch, 1971).

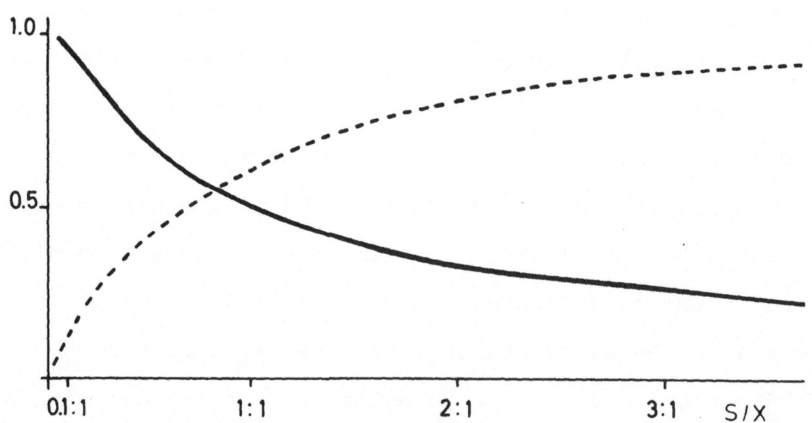

Abb. 6.22. Simulierte Messwerte: die Konzentrationen von Plasmin (—) und Aktivator (– –) als Funktion des Molverhältnisses (s/x) von Streptokinase zu Plasminogen.

6.3.6 Diskussion

Das hier entwickelte Simulationsmodell der Streptokinasetherapie ermöglicht die Analyse der biochemischen Dynamik dieser Therapie. Das Modell erfaßt die Wirkung dieser Therapie jedoch nur in Bezug auf die Fibrinolyse. Aussagen über den klinischen Erfolg, z.B. die Senkung der Mortalität, sind nicht möglich. Über den Erfolg dieser Therapie bestehen noch erhebliche Kontroversen. Neuere Studien, z.B. die Europäische Herzinfarktstudie (Verstrate et al., 1979), lassen jedoch die Vermutung zu, daß diese Therapie beim akuten Myokardinfarkt die Gesamtmortalität senkt, so daß man davon ausgehen kann, daß diese Therapie auch weiterhin angewendet wird, und künftig mehr Daten zur Verfügung stehen werden, um genauere Kenntnis über die kinetischen Parameter zu gewinnen.

7. Systemanalyse des Gerinnungssystems

7.1 Problematik

Lebende Systeme lassen sich als Fließgleichgewichte charakterisieren. Ihr Gleichgewichtszustand ist nicht durch das thermodynamische Gleichgewicht der klassischen Thermodynamik bestimmt, das durch den Zustand maximaler Entropie definiert ist. Der Gleichgewichtszustand eines lebenden Systems oder Flußsystems ist vielmehr durch einen Zustand lokaler minimaler Entropie charakterisiert, der aufrechterhalten wird durch die Wechselwirkung des Systems mit seiner Umgebung. Dabei wird in dem Gesamtsystem "Organismus und Umwelt" die Entropie insgesamt vermehrt.

Der Gleichgewichtszustand eines lebenden Systems ist also dynamisch und vom thermodynamischen Gleichgewichtszustand weit entfernt. Nur durch ständige Zufuhr von Energie aus der Umwelt, oder anders ausgedrückt, von Negentropie, kann dieser Zustand aufrechterhalten werden.
Die Aufrechterhaltung eines solchen Zustandes entfernt vom thermodynamischen Gleichgewicht erfordert eine Regelstruktur, die das System bei Störungen des inneren oder des äußeren Milieus in seinem Zustand erhält.
Der stationäre Zustand ist metastabil. Ein mechanisches Beispiel für einen metastabilen Zustand ist eine Kugel, die auf einer Vertiefung in einem Kegel liegt. Bei kleinen Auslenkungen aus der Ruhelage wird die Kugel in den metastabilen Zustand zurück-

kehren und erst bei großen Auslenkungen wird sie den stabilen Endzustand erreichen.
Eine Analyse der Stabilität eines Systems läuft also auf die Frage nach dem Verhalten des Systems auf kleine Störungen hinaus: kehrt das System in den metastabilen Zustand zurück oder wird es instabil.
Im Normalfall ist ein Organismus immer Störungen ausgesetzt. Es ist daher interessant zu untersuchen, welche Störungen vom System noch aufgefangen werden können, bevor ein irreversibler Übergang in den thermodynamischen Endzustand stattfindet.

In diesem Abschnitt soll die Stabilität des Blutgerinnungssystems untersucht werden. Hier stehen zwei entgegengerichtete Prozesse, die Hämostase und Lyse, in einem dynamischen Gleichgewicht, dessen Einhaltung durch eine komplizierte Regelstruktur gewährleistet wird, das aber auch auf vielfältige Weise gestört sein kann.
Hämostasestörungen können z.B. auf unvollständiger Synthese von Gerinnungsfaktoren beruhen (Faktor VIII Mangel u.a.) oder durch Bilanzstörungen der Gerinnungsfaktoren durch überhöhte Einschwemmung von thromboplastischem Material in den intravaskulären Raum hervorgerufen werden.
Die Stabilitätsuntersuchung kann nur mit einem vereinfachten mathematischen Modell erfolgen: einerseits sind viele Detailprobleme molekularer Mechanismen noch nicht gelöst, andererseits führt eine vollständige mathematische Formulierung des

Blutgerinnungssystems auf eine so große Anzahl von nichtlinearen Differentialgleichungen, daß wegen der Vielzahl der Parameter eine Stabilitätsanalyse nicht mehr sinnvoll erscheint.
Das in Abschnitt 7.3 konzipierte Modell ist daher stark vereinfacht, enthält aber alle als wesentlich erachteten Regelmechanismen.

7.2 Methoden der Systemanalyse

7.2.1 Stabilität

Da das im Folgenden betrachtete nichtlineare System so kompliziert ist, daß die Konstruktion einer Ljapunovfunktion nicht möglich ist, wird bei der Untersuchung der Stabilität auf die Analyseverfahren linearer dynamischer Systeme zurückgegriffen. Durch Taylorreihenentwicklung des nichtlinearen Systems erhält man ein lineares System, welches das Verhalten des nichtlinearen Systems in der Umgebung der Nullösung hinreichend genau beschreibt. Für die Stabilität linearer Systeme gilt:
Das lineare dynamische System $\dot{\underline{x}} = A\,\underline{x}$ ist stabil, wenn für alle Eigenwerte der Matrix A gilt:
$Re(\lambda_i) < 0$.
Entsprechend gilt für ein nichtlineares System:
Das nichtlineare System $\dot{\underline{x}} = F(\underline{x})$ ist lokal stabil, wenn die Jacobimatrix J nur Eigenwerte mit negativem Realteil besitzt.

$$J = \begin{pmatrix} \frac{\partial f_1}{\partial x_1} & \frac{\partial f_1}{\partial x_2} & \cdots\cdots & \frac{\partial f_1}{\partial x_n} \\ \frac{\partial f_2}{\partial x_1} & \frac{\partial f_2}{\partial x_2} & \cdots\cdots & \frac{\partial f_2}{\partial x_n} \\ \cdots & \cdots & \cdots & \cdots \\ \frac{\partial f_n}{\partial x_1} & \frac{\partial f_n}{\partial x_2} & \cdots\cdots & \frac{\partial f_n}{\partial x_n} \end{pmatrix} \qquad (7.1)$$

Aus $\det|J - \lambda I| = 0$ erhält man die charakteristische Gleichung:

$$\phi_o \lambda^n + \phi_1 \lambda^{n-1} + \ldots + \phi_{n-1}\lambda + \phi_n = 0 \qquad (7.2)$$

Ein notwendiges Kriterium dafür, daß alle Eigenwerte λ_i nur positive Realteile besitzen, ist:

$$\text{mit } \phi_o > 0 \text{ muß gelten } \phi_1 > 0, \ldots, \phi_n > 0 \qquad (7.3)$$

Das Routh - Hurwitz Kriterium liefert eine notwendige und hinreichende Bedingung für das Fehlen von Nullstellen mit positivem Realteil:

$$d_1 > 0,\ d_2 > 0, \ldots, d_n > 0 \qquad (7.4)$$

$$\text{mit } d_1 = \phi_1,\ d_2 = \begin{vmatrix} \phi_1 & \phi_o \\ \phi_3 & \phi_2 \end{vmatrix},\ d_3 = \begin{vmatrix} \phi_1 & \phi_o & 0 \\ \phi_3 & \phi_2 & \phi_1 \\ \phi_5 & \phi_4 & \phi_3 \end{vmatrix}, \text{ usw.}$$

Lienard und Chipart[1] geben folgende Alternativbedingungen an:

$\phi_o > 0,\ d_1 > 0,\ d_3 > 0,\ d_5 > 0,\ \phi_n > 0,\ \phi_{n-2} > 0,\ \phi_{n-4} > 0$, usw.

[1] s. MacFarlane, Analyse technischer Systeme

7.2.2 Nichtlineare Approximation

Als Grundlage analytischer Untersuchungen sind die Gleichungen 3.21 und 3.22 nur bedingt geeignet. Die enzymkinetischen Gesetze sind gebrochen rationale Funktionen der x_i, so daß man im allgemeinen keine expliziten Lösungen mehr erhält für den stationären Zustand. Damit lassen sich die Bedingungen für lokale Stabilität nicht mehr explizit formulieren, und man ist auf numerische Lösungen angewiesen.
Während man für praktische Anwendungen auf die Simulation angewiesen ist, besteht andererseits auch ein theoretisches Interesse, die Eigenschaften von komplexen Systemen anhand von überschaubaren Modellen zu studieren, die noch eine mathematische Analyse erlauben.
Um ein Gleichungssystem zu erhalten, das sich analytisch untersuchen läßt, d.h. für das die stationären Lösungen in expliziter Form angegeben werden können, wobei jedoch der nichtlineare Charakter des Systems erhalten bleibt, hat Savageau (1972) eine nichtlineare Approximation der Geschwindigkeiten v_i durch Taylorreihenentwicklung der Logarithmen der v_i um einen Arbeitspunkt x_{jo} vorgeschlagen.

$$\log(v_i) = \log v_{io} + \sum_{j=1}^{n} \frac{d \log v_i}{d \log x_j} \bigg|_{x_j = x_{jo}} (\log x_j - \log x_{jo}) + R_i \tag{7.5}$$

Für $R_i = o$ erhält man die Darstellung:

$$\log(v_i) = \log(a_i) + \sum g_{ij} \log(x_j) \tag{7.6}$$

$$v_i = a_i \prod_j x_j^{g_{ij}}$$

Mit dieser Approximation lassen sich unverzweigte enzymatische Ketten darstellen durch

$$\dot{x}_i = a_i \prod_j x_j^{g_{ij}} - b_i \prod_j x_j^{h_{ij}} , \tag{7.7}$$

wobei sich die a_i als Geschwindigkeitskonstanten für die Synthese von x_i und die g_{ij} als Wechselwirkungskonstanten für die Wirkung von x_j auf die Synthese von x_i interpretieren lassen. Die Konstanten b_i und h_{ij} haben analoge Bedeutung für den Abbau von x_i.

Die stationären Lösungen von (7.7) erhält man als Lösung eines linearen Gleichungssystems für die Logarithmen der Konzentrationen x_i. Mit $y_i = \log(x_i)$ und $B_i = \log(b_i/a_i)$ ist

$$y_o = Q^{-1} \underline{B} , \tag{7.8}$$

wobei

$y_o = (y_{1o}, y_{2o}, \ldots, y_{no})^t$, $\underline{B} = (B_1, B_2, \ldots, B_n)^t$ und

$q_{ij} = g_{ij} - h_{ij}$.

Diese Methode ist auch anwendbar auf Enzymkaskaden.

7.3 Analyse des Blutgerinnungssystems

7.3.1 Reaktionsschema

Im Folgenden wird ein sehr vereinfachtes Reaktionsschema der Hämostase und Lyse betrachtet, das zwei Enzymkaskaden und zwei Rückkopplungsmechanismen enthält.
Inwieweit sich dieses einfache Schema und das daraus resultierende mathematische Modell mit dem physiologischen System identifizieren lassen, kann nicht beantwortet werden.
Es wird vielmehr die folgende theoretische Fragestellung untersucht:
Welche Stabilitätseigenschaften besitzt ein System, in dem zwei gekoppelte Enzymkaskaden die Produktion bwz. den Abbau einer Substanz steuern.
Die Variablen des mathematischen Modells werden zwar durch entsprechende physiologische Ausdrücke belegt, jedoch ist diese Interpretation keineswegs zwingend.
Um den in 7.2.2 dargestellten Formalismus übertragen zu können, werden Enzyme und Proenzyme fortlaufend numeriert, wobei x_i, i gerade, die Proenzyme , und i ungerade die aktivierten Enzyme bezeichnen.
Das Modell soll das Gesamtgeschehen im Blut beschreiben: da im Mittel immer irgendwelche Läsionen auftreten, ist davon auszugehen, daß das hämostatische Gleichgewicht ein dynamisches Gleichgewicht ist. Außerdem wird angenommen, daß die auftretenden Störungen so gering sind, daß es zu keiner Verarmung an Proenzymen kommt.

Die Proenzymkonzentrationen werden daher als konstant angenommen. Es werden folgenden Rückkopplungen postuliert (s. Abb. 7.1):

1. Gleichzeitig mit der Aktivierung der 1. Kaskade (Aktivierung des Thrombins) wird die 2. Kaskade (Aktivierung des Plasminogens) initiiert. Diese Aktivierung läuft über den Faktor XII, das erste Enzym des endogenen Systems.

2. Fibrin inhibiert die Wirkung des Thrombins. Außerdem wird angenommen, daß durch den Aufbau des Fibrinnetzes die Läsion und damit die Produktion von FXII a zurückgeht: Das endogene System wird also als Kaskade mit Endprodukthemmung betrachtet, wobei die Hemmung auf verschiedenen Ebenen der Kaskade einsetzen kann.

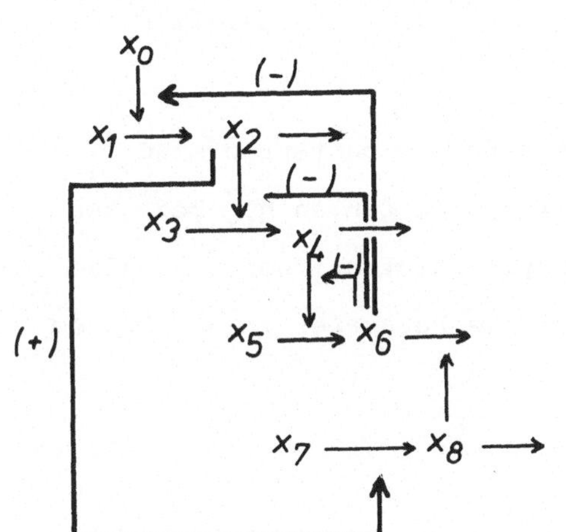

Abb. 7.1. Reaktionsschema von zwei gekoppelten Enzymkaskaden, die eine Substanz produzieren bzw. abbauen. Die Zeichen (+) und (-) bezeichnen positve bzw. negative Rückkopplung.
Bezeichnugen:
x_1, x_2: FXII, FXIIa
x_3, x_4: Prothrombin, Thrombin
x_5, x_6: Fibrinogen, Fibrin
x_7, x_8: Plasminogen, Plasmin
x_o : Eingangssignal (Thromboplastisches Material)

Das Reaktionsschema ist auf eine minimale Anzahl von Reaktionen reduziert. Die Rückkopplungsmechanismen sollen bewirken, daß es zu keiner überschießenden Fibrinproduktion kommt.

7.3.2 Mathematisches Modell

Wenn man den im Abschnitt 7.2.2 dargestellten Formalismus anwendet, erhält man die folgenden Bewegungsgleichungen:

$$\dot{x}_2 = a_2\, x_o^{g_{20}}\, x_1^{g_{21}}\, x_6^{g_{26}} - b_2\, x_2^{h_{22}} \tag{7.9}$$

$$\dot{x}_4 = a_4\, x_3^{g_{43}}\, x_2^{g_{42}}\, x_6^{g_{46}} - b_4\, x_4^{h_{44}} \tag{7.10}$$

$$\dot{x}_6 = a_6\, x_5^{g_{65}}\, x_4^{g_{64}}\, x_6^{g_{66}} - b_6\, x_6^{h_{66}}\, x_8^{h_{68}} \tag{7.11}$$

$$\dot{x}_8 = a_8\, x_7^{g_{87}}\, x_2^{g_{82}} - b_8\, x_8^{h_{88}} \tag{7.12}$$

mit $g_{26} < 0$, $g_{46} < 0$, $g_{66} < 0$. Alle anderen Konstanten sind größer Null. Negative Wechselwirkungskonstanten g_{ik} bedeuten negative Rückkopplung. Die Proenzymkonzentrationen sind als konstant angenommen und gehen nur als Parameter in das System ein.

7.3.3 Stationärer Zustand

Für die Beurteilung des hämostatischen Gleichgewichts ist die stationäre Konzentration von Fibrin (x_6) eine charakteristische Größe, die als Maß für die Koagulierbarkeit des Blutes betrachtet werden kann.

Aus den Gleichungen (7.9 - 7.12) berechnet sich der stationäre Zustand zu:

$$x_6 = \left(\frac{a_2}{b_2} x_1^{\;g_{21}} x_o^{\;g_{20}}\right)^{\frac{\rho_2}{|r|}} \left(\frac{a_4}{b_4} x_3^{\;g_{43}}\right)^{\frac{\rho_4}{|r|}} \left(\frac{a_6}{b_6} x_5^{\;g_{65}}\right)^{\frac{\rho_6}{|r|}}$$

$$\times\left(\frac{b_8}{a_8} x_7^{\;-g_{87}}\right)^{\frac{\rho_8}{|r|}} \qquad (7.13)$$

$$\rho_2 = \frac{g_{64}\; g_{42}}{h_{44}\; h_{22}} - \frac{h_{68}\; g_{82}}{h_{88}\; h_{22}}$$

$$\rho_4 = \frac{g_{64}}{h_{44}}\;,\; \rho_6 = 1,\; \rho_8 = \frac{h_{68}}{h_{88}}$$

$$r = -\,|g_{26}|\left(\frac{g_{64}\; g_{42}}{h_{44}\; h_{22}} - \frac{h_{68}\; g_{82}}{h_{22}\; h_{88}}\right) - h_{66} - |g_{66}| - \frac{g_{64}\; |g_{46}|}{h_{44}}$$

Die Konstanten g_{ik} und h_{ik} ergeben sich aus dem kinetischen Gesetz und der Wahl des Arbeitspunktes. Für eine Reaktion, die nach dem Michaelis - Menten Mechanismus abläuft, können g_{ik} und h_{ik} Werte im Intervall (0,1) annehmen (s. Tab. 7.1).

Tabelle 7.1. Werte der Wechselwirkungskonstanten g für eine enzymatische Reaktion des Michaelis - Menten Typs

Konzentrationsbereich des Arbeitspunktes	g
$x \ll K_m$	1
$x = K_m$	0.5
$x \gg K_m$	0

Gl. (7.13) läßt erkennen, wie das hämostatische Gleichgewicht durch Parameteränderungen beeinflußt werden kann. Die Zusammenhänge sind in Tabelle 7.2 dargestellt.
Gl. (7.13) läßt sich auf zwei Kaskaden mit n bzw. m Stufen verallgemeinern. Mit den Bezeichnungen x_i: = Proenzyme der 1. Kaskade (endogenes System) und y_i: = Proenzyme der 2. Kaskade (Plasminogen/Plasmin) erhält man:

$$x_n = \frac{c_1 \prod_{i=1}^{n-1} (\alpha_i x_i)^{\frac{\rho_i}{r}}}{c_2 \prod_{j=1}^{m} (\beta_j y_j)^{\frac{\rho'_j}{r}}} \qquad (7.14)$$

Die Gleichungen (7.13) und (7.14) verdeutlichen den Effekt der Rückkopplung auf das hämostatische Gleichgewicht:
ohne Rückkopplung durch das Plasminogen/Plasmin System wird x_6 maximal vom Eingangssignal x_o abhängig. Abb. 7.2 zeigt x_6 als Funktion von x_o bei verschiedenen Werten des Parameters g_{82}, durch den die beiden Kaskaden gekoppelt sind. Für $g_{82} = 1$ (maximale Kopplung) wird x_6 bei Erhöhung von x_o kaum verändert.

Die Rückkopplung durch Fibrin bewirkt, daß r kleiner wird.
Abb. 7.3 zeigt x_6 als Funktion von x_o für verschiedene Werte der Parameter g_{46}, g_{26} und g_{66}. Wenn alle Rückkopplungen ausgeschaltet sind, wird x_6 maximal abhängig von x_o.

Tabelle 7.2. Einfluß von Parameteränderungen auf das hämostatische Gleichgewicht
Eine Erhöhung wird mit (+), eine Verringerung mit (-) bezeichnet.

Parameter	Physiologische Bedeutung	Änderung	therapeutische Maßnahme	Wirkung auf die Koagulierbarkeit (x_6)
x_1, x_2, x_3	Proenzymkonzentrationen	(+)	Substitution von Gerinnungsfaktoren	(+)
		(-)	Hemmung der Biosynthese der Gerinnungsfaktoren	(-)
b_2, b_4, b_6	Abbauraten der aktivierten Faktoren	(+)	Aktivierung der Inhibitoren des Gerinnungssystems, z.B. durch Heparin	(-)
a_8	Syntheserate von Plasmin	(+)	Fibrinolytische Therapie, z.B. durch Streptokinase	(-)
x_o	Läsion (thromboplastisches Material	(+)	------------------------	(+)

Beide Rückkopplungen zusammen bewirken, daß x_6 über große Bereiche von x_o nahezu konstant bleibt, während die Konzentrationen der aktivierten Faktoren mit x_o ansteigen (s. Abb. 7.4): bei höhere Belastung wird das hämostatische Gleichgewicht durch einen höheren Verbrauch von Gerinnungsfaktoren aufrechterhalten.

Zu bemerken ist, daß diese Betrachtungen nur für den stationären Zustand gelten: beim Übergang in den stationären Zustand können sehr wohl hohe Werte von x_6 erreicht werden.

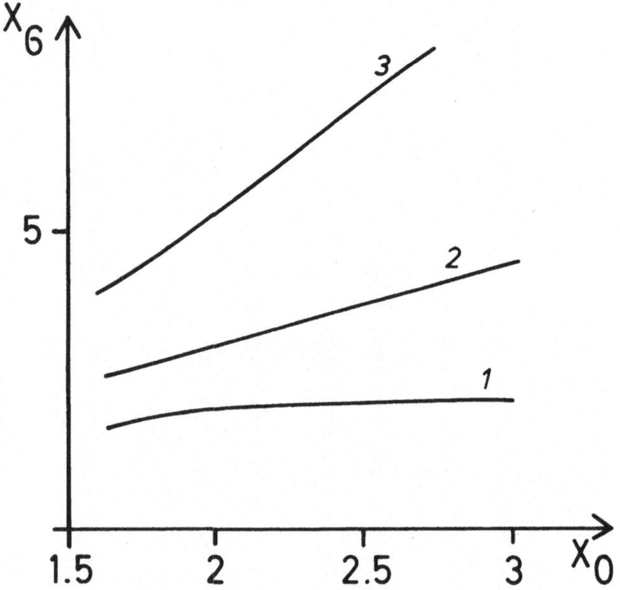

Abb. 7.2. x_6 als Funktion von x_o für g_{82} = 1 (Kurve 1), g_{82} = 0.5 (Kurve 2) und g_{82} = 0 (Kurve 3). Werte der übrigen Parameter in Tabelle 7.3. Die Kopplung der beiden Kaskaden bewirkt, daß x_6 (Fibrin) sich in Abhängigkeit von x_o nur wenig ändert.

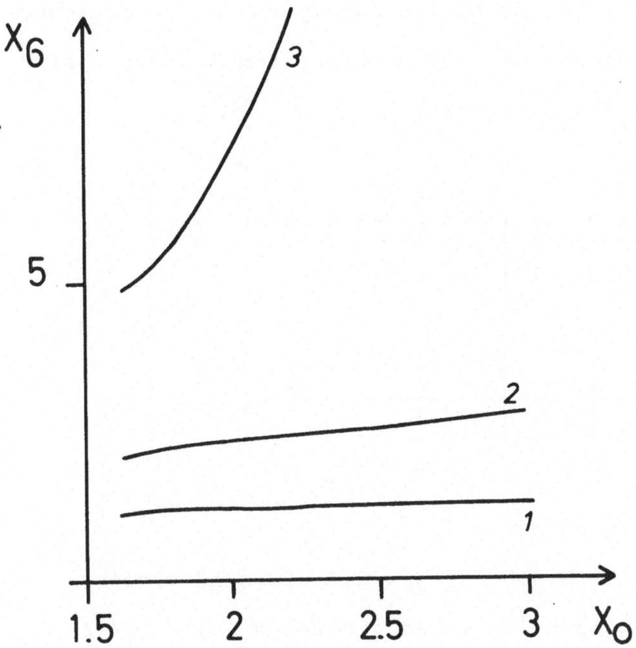

Abb. 7.3 x_6 als Funktion von x_o.
Kurve 1: beide Rückkopplungen maximal ($g_{82} = 1$, $g_{i6} = 1$, i =2,6)
Kurve 2: Hemmung durch Fibrin ausgeschaltet ($g_{i6} = 0$)
Kurve 3: beide Rückkopplungen ausgeschaltet ($g_{82} = 0$, $g_{i6} = 0$)

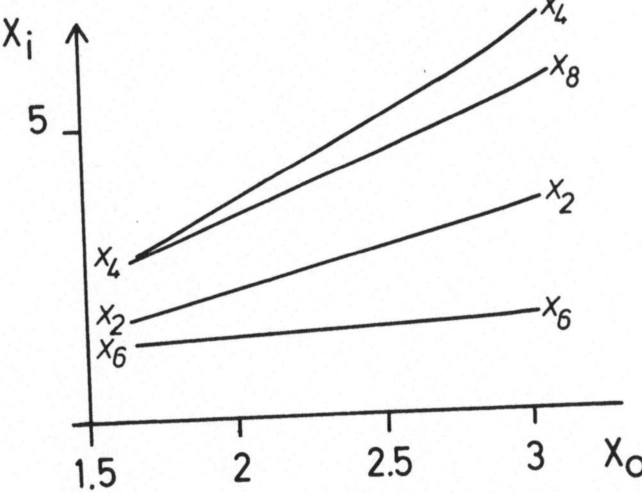

Abb. 7.4 Stationäre Konzentrationen aller Systemgrößen als Funktion von x_o bei optimaler Rückkopplung: x_6 ändert sich nur sehr wenig, während die übrigen Faktoren (x_2, x_4 und x_8) ansteigen.

Tabelle 7.3 Parameter der Stabilitätsanalyse des Blutgerinnugs-systems. Die in den einzelnen Läufen geänderten Parameter sind in den Bildunterschriften vermerkt.

g_{26}	h_{22}	g_{42}	g_{46}	h_{44}	g_{64}	g_{66}	h_{66}	h_{68}
0.5	0.8	1	0.5	0.8	1	0.5	1	1

g_{82}	h_{88}	a_4	a_6	a_8	b_2	b_4	b_6	b_8
1	1	1.5	1.5	1.5	0.9	0.9	0.9	0.9

Die Terme $x_i^{g_{ji}}$, i = 0,3,5,7 , j = 2,4,6,8 sind gleich 1 gesetzt und somit implizit in den Konstanten a_i, i = 2,4,6 enthalten.

7.3.4 Instabilitäten

Die Jacobideterminante des Systems ist

$$J = \begin{vmatrix} A_1 - \lambda & 0 & A_2 & 0 \\ B_1 & B_2 - \lambda & B_3 & 0 \\ 0 & C_1 & C_2 - \lambda & 0 \\ D_1 & 0 & 0 & D_2 - \lambda \end{vmatrix} \qquad (7.15)$$

mit

$$A_1 = -b_2 h_{22}\, x_2^{h_{22}-1}$$

$$A_2 = a_2'\, g_{26}\, x_6^{g_{26}-1}$$

$$B_1 = a_4'\, g_{42}\, x_2^{g_{42}-1}\, x_6^{g_{46}}$$

$$B_2 = -\, b_4\, h_{44}\, x_4^{h_{44}-1}$$

$$B_3 = a_4'\, x_2^{g_{42}}\, g_{46}\, x_6^{g_{46}-1}$$

$$C_1 = a_6'\, g_{64}\, x_4^{g_{64}-1}\, x_6^{g_{66}}$$

$$C_2 = a_6'\, x_4^{g_{64}}\, g_{66}\, x_6^{g_{66}-1} - b_6 h_{66}\, x_6^{h_{66}-1}\, x_8^{h_{68}}$$

$$C_3 = -\, b_6\, x_6^{h_{66}}\, h_{68}\, x_8^{h_{68}-1}$$

$$D_1 = a_8'\, g_{82}\, x_2^{g_{82}-1}$$

$$D_2 = -\, b_8\, x_8^{h_{88}-1}\, h_{88}$$

$$a_2' = a_2\, x_o^{g_{20}}\, x_1^{g_{21}}$$

$$a_4' = a_4\, x_3^{g_{43}}$$

$$a_6' = a_6\, x_5^{g_{65}}$$

$$a_8' = a_8\, x_7^{g_{87}}$$

Das charakteristische Polynom (Gl.7.2) hat die Koeffizienten:

$$\phi_o = 1$$

$$\phi_1 = A_1 + B_2 + C_2 + D_2$$

$$\phi_2 = A_1\, D_2 + (A_1 + D_2)\, (B_2 + C_2) + B_2\, C_2 - C_1\, B_3$$

$$\phi_3 = C_1 B_3 (A_1 + D_2) - B_2 C_2\, (A_1 + D_2) - A_1\, D_2\, (B_2 + C_2) - A_2\, B_1\, C_1 - D_1\, C_3\, A_2$$

$$\phi_4 = A_2 B_1 C_1 D_2 + B_2 D_1 C_3 A_2 + A_1 D_2 B_2 C_2 - A_1 D_2 C_1 B_3$$

Nach Lienard und Chipart sind die folgenden Bedingungen notwendig und hinreichend für lokale Stabilität des stationären Zustandes:

$\phi_o > 0$, $d_1 > 0$, $d_3 > 0$, $\phi_4 > 0$ und $\phi_2 > 0$.

Anhand dieses Kriteriums wird im folgenden untersucht, unter welchen Bedingungen Instabilitäten auftreten, und welche Parameteränderungen wieder in den stabilen Bereich hineinführen.

Die zugrundeliegenden physiologischen Vorstellungen gehen davon aus, daß die aktivierten Faktoren durch Adsorption an Inhibitoren inaktiviert werden, wobei die Geschwindigkeit dieser Reaktion noch durch andere Substanzen z. B. durch Heparin beschleunigt werden kann.

Weiter wird davon ausgegangen, daß die Inhibitoren eine begrenzte Bindungskapazität besitzen. Das bedeutet, daß die Abbaurate der aktivierten Faktoren limitiert ist: nur bei hoher Kapazität ist die Abbaurate direkt proportional zur vorhandenen Konzentration. Bei erschöpfter Kapazität wird die Abbaurate unabhängig von der Konzentration der aktivierten Faktoren.

Für die Konstanten des mathematischen Modells bedeutet das:

$$h_{ii} = \begin{cases} 1 & \text{für maximale Kapazität} \\ 0 & \text{für Sättigung der Inhibitoren} \end{cases} \qquad (7.16)$$

Es wird folgende Situation betrachtet: bedingt durch vorhergehende starke Belastung des Gerinnungssystems ist die Inhibitorkapazität gesunken. Es wird $h_{ii} \leqq 0.3$ angenommen.

Abb. 7.5 zeigt das Stabilitätskriterium d_3 als Funktion von x_o für die in Tabelle 7.3 angegebenen Konstanten. In dem betrachteten Parameterbereich besitzt d_3 die kleinste Nullstelle von allen notwendigen und hinreichenden Kriterien.

Nach dem Überschreiten eines kritischen Wertes x_{Okrit} wird das System instabil ($d_3 < 0$). Das bedeutet, daß die Konzentrationen der Faktoren keinen stationären Zustand mehr erreichen können, sondern unendlich hoch anwachsen.

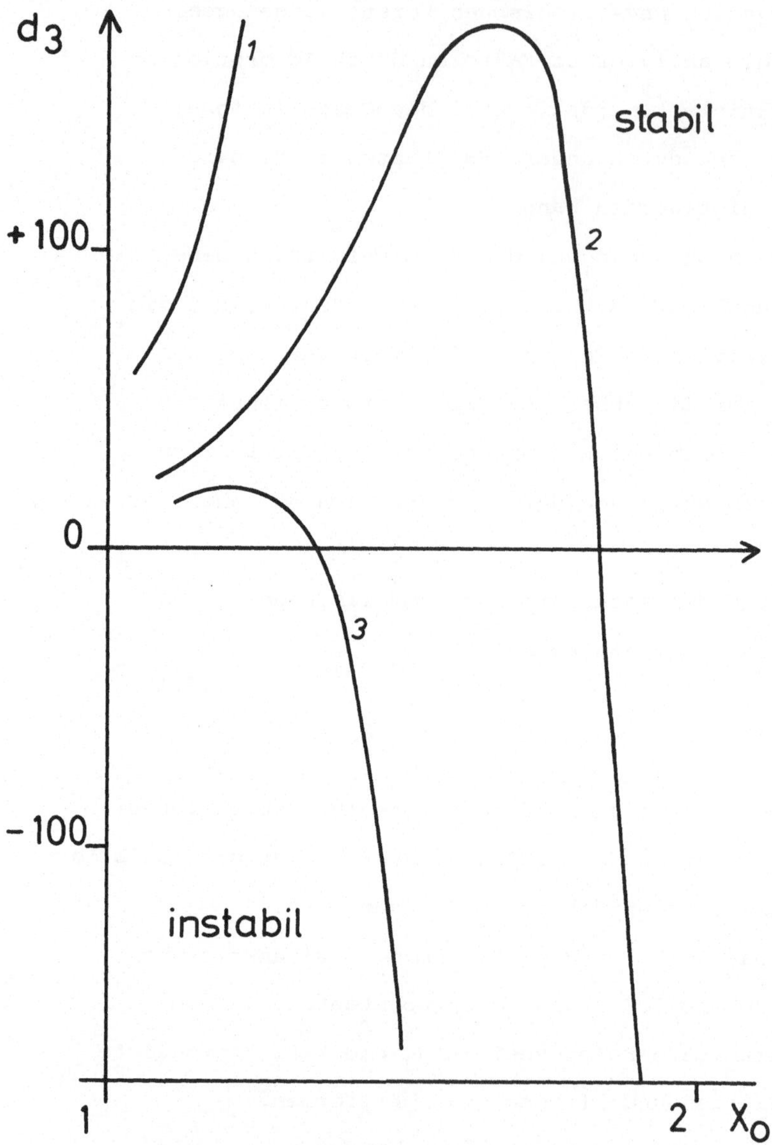

Abb. 7.5. Das Stabilitätskriterium d_3 als Funktion von x_o bei verschiedenen Inhibitorkapazitäten. Die Bereiche, in denen $d_3 < 0$ ist, sind instabil.
Kurve 1: mittlere Inhibitorkapazität ($h_{22} = h_{44} = 0.5$, $h_{88} = 0.5$). Das System ist stabil in dem betrachteten Bereich.
Wenn die Parameter h_{ii} noch kleiner werden (erschöpfte Inhibitorkapazität) wird der instabile Bereich immer größer.
(Kurven 2 und 3 für $h_{ii} = 0.3$, bzw. 0.25, $b_i = 0.9$)

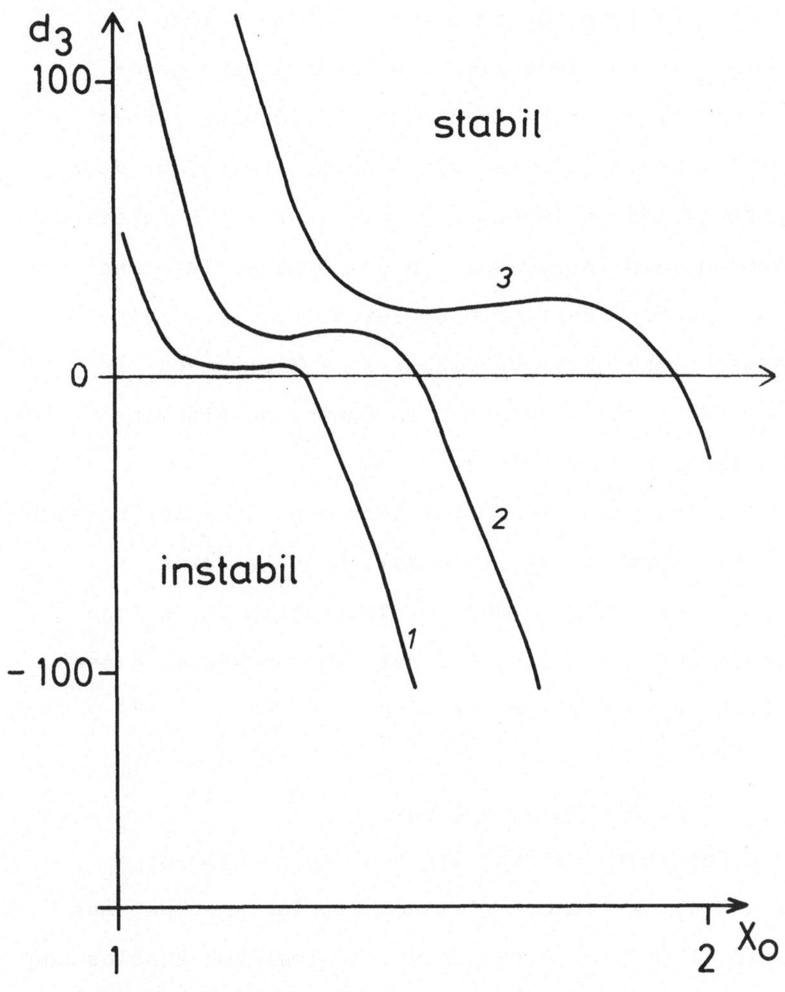

Abb. 7.6. Erweiterung des stabilen Bereiches durch Beschleunigung der Inhibitorreaktionen. Das Kriterium d_3 ist aufgetragen als Funktion von x_o für verschiedenen Werte von b_i (h_{22} = 0.2, h_{44} = 0.2, h_{88} = 0.3). Kurve 1: b_i =1.1, Kurve 2: b_i = 1.4, Kurve 3: b_i = 1.4.

Im Modell sind die Konzentrationen der Proenzyme konstant gesetzt. Im physiologischen System würde dieser Prozess solange

ablaufen, bis die Proenzyme verbraucht sind. Eine solche Entartung des Gerinnungssystems wird als Verbrauchskoagulopathie bezeichnet: "Da die Inhibitoren des Gerinnungssystems einerseits Slow-Acting-Inhibitoren sind, andererseits nur über eine begrenzte Kapazität verfügen, wird eine massive Entgleisung des Gerinnungspotentials intravasal von dem totalen Zusammenbruch der hämostatischen Funktionen begleitet. ... Die Folge ist, daß das eigentliche Gerinnungssubstrat - Fibrinogen- im Feuer zweier proteolytischer Enzyme - Thrombin und Plasmin- untergeht" (Trobisch, Jacobi 1976) .
Durch die Beschleunigung der Inhibitorreaktionen kann der Bereich der Stabilität erweitert werden. Im Modell bedeutet eine Beschleunigung der Inhibitoren, daß die Konstanten b_2, b_4 und b_8 größer werden. Abb. 7.6 zeigt, daß bei höheren Werten dieser Parameter der stabile Bereich größer wird.

Zusammenfassung der Modelleigenschaften:

1. Bei maximaler Inhibtorkapazität ist das Gerinnungssystem für große Bereiche von x_o stabil. Die Rückkopplungsmechanismen bewirken, daß die Fibrinkonzentration x_6 auch bei hoher Belastung nahezu konstant bleibt.
2. Bei verringerter Inhibitorkapazität wird das System instabil, wenn eine kritische Belastung erreicht ist, d. h. die Konzentrationen der Faktoren nehmen unbeschränkt zu.
3. Der Stabilitätsbereich kann duch Beschleunigung der Inhibitorreaktionen vergrößert werden.

8. Zusammenfassung

Die Arbeit behandelt die Anwendung mathematischer Modelle auf biochemische und pharmakokinetische Prozesse. Anders als in der Physik lassen sich mathematische Modelle für biologische Vorgänge in der Regel nicht von einigen wenigen Grundgleichungen (Theoremen) ableiten, wie etwa die Bewegungsgleichungen der Elektrodynamik aus den Maxwellschen Gleichungen. Für viele Vorgänge lassen sich empirische Modelle formulieren, die zwar die Daten hinreichend genau beschreiben, sich theoretisch aber nicht exakt begründen lassen und insbesondere nicht erkennen lassen, welche Näherungen implizit verwendet worden sind.

Der in der Arbeit behandelte Bereich biochemischer Reaktionen und Verteilungsvorgänge von Arzneimitteln im Organismus hingegen läßt sich bezüglich seiner Dynamik durch einige wenige Grundgleichungen formulieren, aus denen sich die Bewegungsgleichungen für Spezialfälle ableiten lassen. Insbesondere wird transparent, durch welche Näherungen man die häufig benutzten enzymkinetischen Gleichungen erhält.
Im 3. Abschnitt der Arbeit werden diese Grundgleichungen formuliert, und es wird aufgezeigt, durch welche Näherungen sich die enzymkinetischen Gleichungen für spezielle Systeme ableiten lassen. Die Darstellung dieser Gleichungen und die Überlegungen zu ihrer Reduktion folgen der relevanten Literatur.
Ziel der Arbeit war nicht die Erweiterung der theoretischen Grundlagen sondern die Anwendung der Grundgleichungen auf medizinische

Fragestellungen, d. h. in der Umsetzung dynamischer Prozesse auf der Ebene der Biochemie einschließlich pharmakokinetischer Prozesse in ein mathematisches Modell, in der Analyse und Lösung der Gleichungen und in der Enwicklung von interaktiven Programmen, die es erlauben, Therapien zu simulieren.
Die Anwendungsbereiche sind in vitro Prozesse in der Gerinnungsphysiologie (Abschnitt 4), die Pharmakokinetik der diaplazentaren Arzneimittelübertragung (Abschnitt 5.1), die Arzneimittelübertragung durch die Muttermilch (Abschnitt 5.2), Therapiesimulation und Vergleich von Dosierungsschemata (Abschnitt 6) und Stabilitätsuntersuchungen von Enzymkaskaden mit Rückkopplungen am Beispiel der Blutgerinnung (Abschnitt 7).
Die Behandlung von in vitro Prozessen ist naheliegend, da hier einfache reproduzierbare Reaktionssysteme mit annähernd konstanten Randbedingungen vorliegen, die durch einfache Gleichungen beschrieben werden können. Im 4. Abschnitt werden zwei Meßverfahren in der Gerinnungsdiagnostik analysiert: eine neue Methode zur Bestimmung von Humanplasminogen über eine als Verstärker wirkende Enzymkaskade und eine Methode zur Bestimmung von Heparin über die Aktivierung der Hemmung des Faktors Xa durch Antithrombin III.
Das Reaktionsschema zur Bestimmung von Humanplasminogen wird durch ein System von gekoppelten Differentialgleichungen beschrieben. Für die Grenzfälle hoher und niedriger Konzentrationen des Reagenzes (Rinderfibrinogen und Rinderplasminogen) wird die Gerinnungszeit des Testansatzes als Funktion der Verdünnung der Plasmaprobe, der Konzentration des Reagenzes und der Inkubationszeit

berechnet. Mithilfe dieser Näherungslösungen und numerischer Lösungen ist es möglich, den Einfluß dieser Parameter auf die Eichkurve zu ermitteln.

Bei dem Meßverfahren zur Bestimmung von Heparin wird die Aktivität des Faktors Xa durch das chromogene Substrat S2222 dirket gemessen. Die Meßgröße ist hier die Aktivität (Maximalgeschwindigkeit) des Faktors Xa. Unter der Annahme, daß der Faktor Xa durch eine bimolekulare Reaktion mit ATIII, die durch Heparin katalytisch beschleunigt werden kann, irreversibel inaktiviert wird, ergeben sich einfache nichtlineare Differentialgleichungen, die analytisch gelöst werden. Damit läßt sich die Aktivität als Funktion der Faktor Xa Konzentration, der ATIII Konzentration, der Heparinkonzentration und der Inkubationszeit berechnen.

Die aufgrund dieses Modelles vorhergesagten Beziehungen zwischen der Faktor Xa Aktivität und Heparin konnten experimentell bestätigt werden.

In Abschnitt 5.1 wird die diaplazentare Übertragung von Arzneimitteln durch ein pharmakokinetisches Modell untersucht. Die bisher in der Literatur beschriebenen Modelle werden durch Einbeziehung der fetalen renalen Elimination und nachfolgender Miktion in das Fruchtwasser erweitert. Unter der Annahme, daß alle Transportprozesse ausgenommen die renale Elimination passiv sind, liefert das Modell die in der Literatur beschriebene Akkumulation von renal eliminierten Substanzen im Fruchtwasser.

Es wurde ein interaktives Fortranprogramm entwickelt, das es dem Benutzer erlaubt, beliebige Dosierungsschemata auf einem Bildschirmterminal durchzuspielen.

In Abschnitt 5.2 wird die Übertragung von Arzneimitteln auf den Säugling über die Muttermilch untersucht. Das Ziel ist hier, ein einfaches Modell anzugeben, das es erlaubt, die Konzentrationsbereiche im Säugling bei einer Dauertherapierung der Mutter abzuschätzen. Aus dem Modell werden Formeln für die oberen und unteren Konzentrationsgrenzen im Säugling abgeleitet, in die nur wenige Parameter eingehen, die aus den Konzentrationsverläufen des Arzneimittels in der Muttermilch und im Blut des Säuglings nach einmaliger Applikation geschätzt werden können. Mithilfe dieses Modelles ist es möglich, die Arzneimittelakkumulation im Säugling für eine große Klasse von Pharmaka quantitativ zu erfassen. Von allen in dieser Arbeit entwickelten Modellen hat dieses Modell die größte Bedeutung für eine praktische klinische Anwendung.
Der 6. Abschnitt bringt eine Erweiterung der Pharmakokinetik durch Einbeziehung der Bindung von Pharmaka an Rezeptoren, d. h. die linearen pharmakokinetischen Bewegungsgleichungen werden an die nichtlinearen Bewegungsgleichungen der Rezeptorkinetik gekoppelt. Dadurch ist es möglich, den zeitlichen Verlauf der besetzten Rezeptoren zu berechnen. Als Maß für die Gesamtwirkung eines Pharmakons wird das Integral über die besetzten Rezeptoren eingeführt. Für einige Beispiele wird gezeigt, wie bei gleicher Gesamtdosis die so definierte Wirkung von der Arzneimittelform und dem Dosierungsschema abhängt.
In Abschnitt 6.3 wird eine spezielle Therapie, die Streptokinasebehandlung, analysiert. Hier lassen sich die pharmakokinetischen Gleichungen von den biochemischen Gleichungen nicht mehr trennen, da die Streptokinase in der Reaktion mit Plasminogen

und mit spezifischen Antikörpern verbraucht wird. Die Bewegungsgleichungen für dieses System, entstanden durch eine Erweiterung des Modelles der Plasminogentestsystems, können nur numerisch gelöst werden.
Die Analyse das stationären Zustandes, der als Funktion der Infusionsrate berechnet wird, liefert ein wichtiges Resultat: die stationäre Plasminkonzentration und damit die fibrinolytische Aktivität erreicht mit wachsender Infusionsrate ein Maximum und geht asymptotisch gegen Null, während die stationäre Plasminogenkonzentration monoton fällt. Bei zu hoher Dosierung nimmt die therapeutische Wirkung bei gleichzeitiger Erschöpfung des Plasminogenpools ab.
Für die Streptokinasetherapie wurde ein interaktives Fortranprogramm zur Simulation von Therapieverläufen entwickelt.

Im 7. Abschnitt werden Stabilitätseigenschaften zweier gekoppelter Enzymkaskaden mit positiven und negativen Rückkopplungen an einem einfachen Modell analysiert, das in stark vereinfachender Form die Prozesse der Blutgerinnung beschreibt.
Die Stabilitätsanalyse liefert folgende Ergebnisse: der Stabilitätsbereich des Systems hängt von der Inhibitorkapazität ab. Mit abnehmender Inhibitorkapazität treten Instabilitäten bei immer kleineren Läsionsraten auf. Durch Beschleunigung der Inhibitorreaktionen kann der stabile Bereich erweitert werden.

Literatur

Althabe, O., Sabini, G., Basso. A., Fernandez, A., Torrado, D., Belitzky, R. und Caldeyro-Barcia, R.: Transference of para-amino-hippurate from the mother to the amniotic fruid. J. Perinat. Med. 4 (1976), 227

Anderson, P.O.: Drugs and Breast Feeding. Seminars in Perinatology 3 (1979), 271

Ashford, J.R. and Cobby, J.M.: A System of Models for the Action of Drugs applied singly or jointly to Biological Organisms. Biometrics 30 (1974), 11

Bailey, N.T.: The Mathematical Theory of Epidemics. Charles Griffin 5 Company Limited, London 1957

Bertalanffy, L. v.: Theoretische Biologie Bd. II: Stoffwechsel und Wachstum. Bornträger, Berlin 1932

Bertalanffy, L. v.: Biophysik des Fließgleichgewichtes. Vieweg, Braunschweig 1953

Bowness, J.M.: Epinephrine: Cascade Reactions and Glyconeolytic Effects. Science 152 (1966), 1370

Brass, E.P., Forman, W.B., Edwards, R.V. and Lindan, O.: Fibrin Formation: The Role of the Fibrinogen-Fibrin Monomer Complex. Thrombos. Haemostas. 36 (1976), 37

Craigie, J.A.L.: A Variable Multistep Method for Stiff Systems of Ordinary Differential Equations. University of Manchester, Numerical Analysis Report 11 (1975)

Davie, E.W. and Ratnoff, O.D.: Waterfall Sequence for Intrinsic Blood Clotting. Science 145 (1964), 1310

Davies, J. and Williams, P.: Quantitative Relationship between Stimulus and Response in Hormone Action: Amplification and Sensitization. J. theor. Biol. 30 (1971), 41

Doering, P.L. and Stewart, R.B.: The Extent and Character of Drug Consumption during Pregnancy. JAMA 329 (1978), 843

Dost, F.H.: Grundlagen der Pharmakokinetik. Georg Thieme Verlag, Stuttgart 1953

Gaillot, J., Steiner, J.L., Mullet, A.J. Thebault, J.J. and Bieder, A.: A Priori Lithium Dosage Regimen Using Population Characteristics of Pharmacokinetic Parameters. J. Pharmacokin. and Biopharm. 7 (1979), 579

Garfinkel, D., Achs, M.J. and Dzubow, L.: Simulation of Biological Systems at the Level of Biochemistry and Physiology. Fed. Proc. 33,2 (1974), 176

Garfinkel, D. and Hess, B.: A Detailed Computer Model of the Glycolytic Pathway in Ascites Cells. J. Biol. Chem. 239 (1964), 971

Glansdorff, P. and Prigogine, I.: Thermodynamic Theory of Structure Stability and Fluctuations. Wiley Interscience, London - New York 1971

Goldstein, A., Aronov, S.M. and Kalman, L.: in "Principles of Drug Action: the Basis of Pharmacology", 2nd edition. John Wiley and Sons, New York 1974, 205

Goodwin, B.C.: Oscillatory Behaviour in Enzymatic Control Processes. In "Advances in Enzym Regulation 3", Hrsg. Weber, G., Pergamon Press, Oxford 1965, 425

Grütner, R. und Leiber, D.: Vorzüge der Ernährung mit Muttermilch. Mschr. Kinderheilk. 124 (1976), 25

Harnack, G.A. v. und Jansen, F.: Spezielle Arzneischäden im Säuglings- und Kindesalter. In "Erkrankungen durch Arzneimittel", Hrsg. Heintz, R., Georg Thieme Verlag, Stuttgart 1978

Hamer, W.H.: Epidemic Disease in England. Lancet 1 (1906), 733

Harker, H. and Finch, C.A.: Thrombokinetics in Man. J. Clin. Invest. 48 (1969), 963

Hemker, H.C., Hemker, P.C. and Loeliger, E.A.: Kinetic Aspects of the Interactions of Blood Clotting Enzymes. Thromb. Diathes. Haemorr. 13 (1969), 155

Heimburger, N. und Trobisch, H.: Blutgerinnung und Fibrinolyse. Z. Angewandte Chemie 83 (1971)

Hiemeyer, V.: Grundlagen und Durchführung der fibrinolytischen Therapie. In "Die thrombolytische Behandlung des Myokardinfarkts", Hrsg. Hiemeyer, V., F.K. Schattauer Verlag, Stuttgart 1971, 13

Inoue, M. et al.: Optimal Control of Medical Treatment: Adaptive Control of Blood Glucose Level in Diabetic Coma. Comp. Biomed. Res. 9 (1976), 217

Jacobi, E., Karges, H.E. und Heimburger, N.: Plasminogenbestimmung als Routinetest. Deutsch. Med. Wochenschr. 101 (1976), 1220

Kermack, W.O. and McKendrick, A.G.: Contributions to the Mathematical Theory of Epidemics. Proc. Roy. Soc. A, 115 (1927), 700

Kieliger, F.: Übertritt von Epicillin zum Feten ins Fruchtwasser unter der Geburt. Dissertation, Universitätsklinik Bern, 1976

Klasing, K.H., Trobisch, H. und Richter, O.: The Mechanism of FXa Inactivation by the ATIII-Heparin Complex. Annales Universitates saraviensis, Vol. I, 1980, im Druck

Krüger-Thiemer, E.: Pharmacokinetics. In "Principles of Drug Action", Hrsg. van Rossum, Springer Verlag Berlin, Heidelberg, New York 1977, 63

Lenz, W. und Knapp, K.: Die Thalidomid Embryopathie. Deutsch. Med. Wschr. 87 (1962), 1232

Levine, S.N.: Enzyme Amplifier Kinetics. Science 152 (1966), 651

Levy, G.: Salicylate Pharmacokinetics in the Human Neonate. In "Basic and Therapeutic Aspects of Perinatal Pharmacology, Hrsg. Maretti, P.L., Garattini, S. und Sereni, F., Raven Press New York 1975, 319

Lincoln, Th.L., Aroesty, J., Meier, G. and Gross, J.F.: Computer Simulation in the Service of Chemotherapy. Biomedicine 20 (1974), 9

London, J.W., Shaw, L.M., Fetterolf, D. and Garfinkel, D.: A Systematic Approach to Enzyme Assay Optimization. Clin. Chem. 21/13 (1975), 1939

Lotka, A.J.: Elements of Physical Biology. Williams & Wilkins, Baltimore 1925

MacFarlane, R.G.: An Enzyme Cascade in the Blood Clotting Mechanism and its Function as a Biochemical Amplifier. Nature (London) 202 (1964), 498

MacFarlane, A.G.J.: Analyse Technischer Systeme. BI Hochschultaschenbücher, Bibliographisches Institut Mannheim 1967, Kapitel 8 und 9

Malthus, T.: An Essay on the Principle of Population, London 1798

Marquardt, D.W.: An Algorithm for Least Squares Estimation of Nonlinear Parameters. SIAM J. 11 (1963), 431

Michaelis, L. und Menten, M.: Die Kinetik der Invertinwirkung. Biochem. Zeitschr. 49 (1913), 333

Murphy, E.H. and Francis, M.E.: The Estimation of Blood Platelet Survival. Thrombos. Diates. Haemorr. 25,53 (1971), 281

Murphy, E.A., Francis, M.E. and Bolling, D.R.: Estimation of Blood Platelet Survival V: a Method for the Analysis of Population Data. J. Chron. Dis. 26 (1973), 797

Otten, H.A. and Duysens, L.N.M.: An Extension of the Steady-State Approximation of the Kinetics of Enzyme-containing Systems. J. theor. Biol. 39 (1973), 387

Poliwoda, H.: Zur Physiologie und Biochemie des fibrinolytischen Systems. In "Fibrinolytische Therapie", Hrsg. Schneider, K.W., Die Medizinische Verlagsgesellschaft mbH Marburg/Lahn 1974, 3

Quetelet, L.A.J.: Sur l'homme et le développement de ses facultés, un essai de physique sociale. Bachelier, Paris 1835

Reich, J.G. and Selkov, E.E.: Time Hierarchy, Equilibrium and Non-Equilibrium in Metabolic Systems. Biosystems 7 (1975), 39

Reinhardt, D. und Richter, O.: Klinische Pharmakologie in der Pädiatrie II: Pharmakologie des Neugeborenen, Kleinkindes und des Kindes. Fortschritte der Medizin 1980, im Druck

Resman, P.H., Blumenthal, P. and Jusko, W.J.: Breast milk distribution of theobromine from chocolate. The Journal of Pediatrics 91,3 (1977), 477

Ross, R.: The Prevention of Malaria. 2nd edition, Murray, London 1911

Rossum, van J.M.: Die Pharmakon Rezeptor Theorie als Grundlage der Wirkung von Arzneimitteln. Arzneimittelforschung 16 (1966), 1412

Rossum, van J.M. et al.: Pharmacokinetics of Biotransformation. In "Principles of Drug Action", Hrsg. Rossum, van J.M., Springer Verlag Berlin, Heidelberg, New York 1977, 125

Savageau, M.: The Behaviour of Intact Biochemical Control Systems. Current Topics in Cellular Regulation 6 (1972), 63

Seegers, W.H. et al.: Some Properties of Purified Prothrombin and its Activation with Sodium Citrate. Blood 5 (1950), 421

Trobisch, H., Klasing, K.H. and Richter, O.: The Mechanism of FXa Inactivation by ATIII. Annales Universitates saravienses Vol. I (1980), im Druck

Trobisch, H. und Jacobi, E.: Zur Diagnostik und Therapie der Hämostasestörungen. Int. Prax. 16 (1976), 255

Tyson, J.J.: On the Existence of Oscillatory Solutions in Negative Feedback Cellular Control Processes. J. Math. Biol. 1 (1975), 311

Verhulst, 1838, Originalzitat nicht bekannt

Verstrate, M. et al.: Streptokinase in Acute Myocardial Infarction. The New England Journal of Medicine 301,15 (1979), 797

Volterra, V.: Théorie mathématique de la lutte pour la vie. Gautiers-Villars, Paris 1931

Walter, C.: The Validity of Using a Quasi-Steady State Approximation for Reversible Michaelis-Menten Mechanisms of Enzyme Action. J. theor. Biol. 44 (1974), 1

Wahl, R.C. et al.: Comparison of the Esterase and Human Plasminogen Activator Activities of Various Activated Forms of Human Plasminogen and their Equimolar Streptokinase Complexes. J. Biol. Chem. 252,4 (1977), 1141

Wichmann, H.E., Spechtmeyer, H., Gerke, D. und Gross, R.: A Mathematical Model of Erythropoiesis in Man. Lecture Notes in Biomathematics 11 (1976), 159

Widmark, E.M.P. und Tandberg, J.: Über die Bedingungen für die Akkumulation indifferenter Narkotika: theoretische Berechnungen. Biochem. Zeitschr. 147 (1924), 358

Wiegman, H. and Vossepoel, A.: A Computer Program for Longterm Anticoagulation Control. Computer Programs in Biomedicine 7 (1977), 71

Windorfer, A. und Gasteiger, H.: Stillen und Medikamente. Klin. Pädiatrie 190 (1978), 219

Wolf, M., Heinzel, G., Koss, F.W. und Bozler, G.: Modellentwicklung in der Pharmakokinetik. Arzneimittelforschung/Drug Research 27 (I), Nr. 4a (1977)

Yurchak, M. and Jusko, J.W.: Theophylline Secretion into Breast Milk. Pediatrics 57,4 (1976), 518

Bio-mathematics

Managing Editors: K. Krickeberg, S. A. Levin

Forthcoming Volumes

Volume 8

A. T. Winfree

The Geometry of Biological Time

1979. Approx. 290 figures. Approx. 580 pages
ISBN 3-540-09373-7

The widespread apperance of periodic patterns in nature reveals that many living organisms are communities of biological clocks. This landmark text investigates, and explains in mathematical terms, periodic processes in living systems and in their non-living analogues. Its lively presentation (including many drawings), timely perspective and unique bibliography will make it rewarding reading for students and researchers in many disciplines.

Volume 9

W. J. Ewens

Mathematical Population Genetics

1979. 4 figures, 17 tables. Approx. 330 pages
ISBN 3-540-09577-2

This graduate level monograph considers the mathematical theory of population genetics, emphasizing aspects relevant to evolutionary studies. It contains a definitive and comprehensive discussion of relevant areas with references to the essential literature. The sound presentation and excellent exposition make this book a standard for population geneticists interested in the mathematical foundations of their subject as well as for mathematicians involved with genetic evolutionary processes.

Volume 10

A. Okubo

Diffusion and Ecological Problems: Mathematical Models

1979. Approx. 114 figures. Approx. 300 pages
ISBN 3-540-09620-5

This is the first comprehensive book on mathematical models of diffusion in an ecological context. Directed towards applied mathematicians, physicists and biologists, it gives a sound, biologically oriented treatment of the mathematics and physics of diffusion.

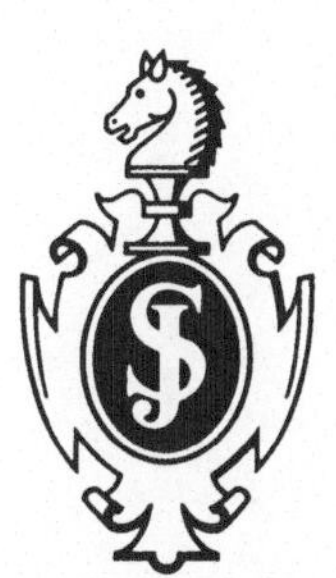

Springer-Verlag
Berlin
Heidelberg
New York